W0325935

südwest

Dr. med. Hanne Hirsch
Hermann Scharnagl

DEPRESSIONEN

Hilfe zur Selbsthilfe

Inhalt

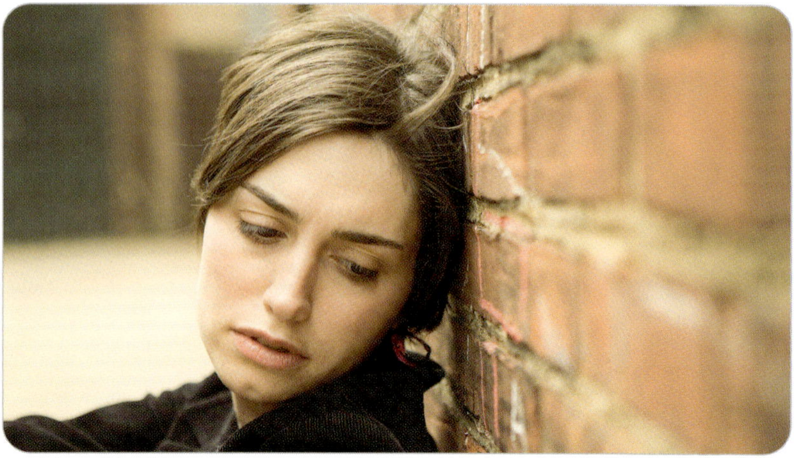

Wer unter einer Depresssion leidet, benötigt professionelle Hilfe.

2. Therapie und Prophylaxe

Bewährte Maßnahmen zur Behandlung und Vorbeugung von mittleren und schweren Depressionen

3. Leben mit der Depression

Weitere Informationen

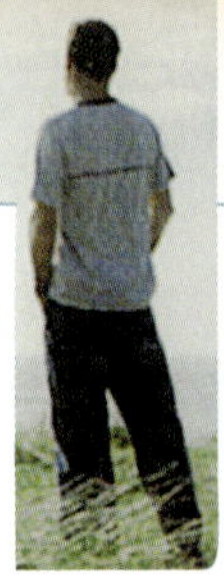

Basiswissen: Was ist eine Depression?

Auf den ersten Blick sind die Zahlen vor allem für Frauen erschreckend, denn – statistisch gesehen – sind sie zwei- bis dreifach so oft von Depressionen betroffen wie Männer. Das bedeutet, dass von vier Frauen eine Frau einmal in ihrem Leben unter einer Depression leidet. Im statistischen Vergleich trifft dies auf Männer „nur" auf einen von acht zu. Als Ursache für die größere Häufigkeitsverteilung dieser Krankheit bei Frauen werden die Hormone ins Feld geführt, und der Beweis wird gleich mitgeliefert: Frauen würden – unter einigen Ärzten und vielen Laien gleichermaßen verbreitete Meinung – vor allem dann von depressiven Schüben oder Verstimmungen heimgesucht, wenn sich Schwankungen in ihrem Hormonhaushalt vollziehen: in Gestalt der Befindlichkeitsstörungen vor der Monatsblutung, des so genannten prämenstruellen Syndroms (PMS), einer Wochenbettdepression oder als vermeintlich folgerichtige Konsequenz der Wechseljahre. Frauen gelten entsprechend etwa vom 13. bis mindestens zum 63. Lebensjahr als besonders von Depressionen bedroht.

Inzwischen haben jedoch medizinische Forschungen eine Reihe verbreiteter Annahmen über Depressionen und deren geschlechtsspezifische Verteilung mit einem Fragezeichen versehen und zum Teil widerlegt. Nach neueren wissenschaftlichen Studien sind Männer nämlich keineswegs so deutlich weniger gefährdet wie bisher angenommen. Einer der Hauptgründe: Hinter Bluthochdruck oder Herz-Kreislauf-Erkrankungen und auch im Suchtverhalten wie Alkoholmissbrauch kann sich eine Depression verbergen! So haben klinische Untersuchungen ergeben, dass 25 bis 30 Prozent der alkoholabhängigen Männer vor ihren ersten Vollräuschen an depressiven Verstimmungen gelitten haben. Diese Patienten tauchen in den medizinischen Reihenuntersuchungen und entsprechend in der Statistik später aber lediglich als Suchtkranke auf.

Was die Frauen betrifft, so liefern ebenfalls neuere Forschungsergebnisse ein differenzierteres Bild, anschaulich zusammengefasst in einer Informationsschrift der Stiftung Warentest: „Zwar gibt es einzelne Frauen, bei denen depressive Symptome oder Episoden mit hormonellen Veränderungen wie Pubertät, Wochenbett oder den Wechseljahren regelmäßig oder häufig auftreten. Diese Frauen sind aber in der Minderzahl. Große Studien haben gezeigt, dass hormonelle Umstellungen bei den meisten Frauen nicht mit Stimmungsveränderungen oder Depressionen verknüpft sind. Es gibt auch keine abgesicherten Daten, dass hormonelle Umstellungen eine wesentliche Ursache der bei Frauen höheren Depressionsrate sind."

Was wie ein unabänderliches Naturgesetz oder Frauenschicksal noch immer von vielen gesehen wird, entpuppt sich im Spiegel moderner Forschung und Praxis als Mythos, denn sonst könnte eine große Depressionsrate bei Frauen einzig mit

Hormontherapien behandelt werden, was aber nicht gelingt. Diesen Mythos aber haben viele Frauen verinnerlicht und in ihren Umgang mit sich selbst aufgenommen. Wo also liegen bei Frauen und Männern die eigentlichen Ursachen und Risiken für eine Depression? Was kennzeichnet diese Erkrankung?

Ursachen, Risikofaktoren und typische Merkmale

Früh erworbene und sozial verstärkte Hilflosigkeit können Ursachen für eine Depression sein. Ärzte und Psychotherapeuten sehen hier einen der Gründe, der für das vermehrte Auftreten von Depressionen bei Frauen entscheidender ist als die häufig ins Feld geführte hormonelle Disposition: Von Mädchen wird – wenn auch heute nicht mehr generell und so selbstverständlich wie früher – vor allem in Konfliktsituationen ein zurückhaltendes, anpassungsbereites Verhalten erwartet. Offensives Auftreten und Durchsetzungsfähigkeit dagegen gelten in vorwiegend konservativ geprägten Teilen der Gesellschaft bis heute als „unweiblich". Das erlernte defensive Muster aber ist gefährlich, denn es kann – bei ungünstiger Entwicklung – in eine Depression münden. Und wer einmal daran erkrankt, hat später ein deutlich erhöhtes Risiko, erneut darunter zu leiden. In diesem Sinn werden nicht wenige Mädchen bzw. Frauen – pointiert gesagt – geradezu programmiert für depressive Reaktionen – nicht nur sozial, sondern auch neurobiologisch.

Erläuterung von Begriffen

Psychiater: Facharzt für psychische Störungen wie Depressionen, Neurosen und Psychosen.

Psychotherapeut: Diplompsychologe oder Arzt für Psychotherapeutische Medizin, der sich auf die Erkennung und Behandlung von psychischen Störungen, Verhaltensstörungen, Neurosen und Psychosen spezialisiert hat. Die Behandlungsmethoden sind vorwiegend auf tiefenpsychologisch fundierte Therapie und Verhaltenstherapie ausgerichtet. Verschreibungspflichtige Medikamente darf nur der Arzt verordnen.

Psychosomatische Medizin: Die psychosomatische Medizin ist die Verbindung von Medizin und Psychologie. Sie beschäftigt sich mit den psychisch bedingten oder psychisch mitverursachten körperlichen Krankheiten (Asthma, Magengeschwüre, Bluthochdruck, Herzinfarkt, Krebs usw.) oder Gesundheitsstörungen wie Kopfschmerzen oder vegetative Störungen. Psychosomatisch arbeitende Therapeuten sind in der Regel Ärzte, sodass auch die Behandlungskosten von den Kassen übernommen werden.

Psychoanalyse: Mit der Psychoanalyse begann die Psychotherapie, entwickelt von Sigmund Freud. Die Psychoanalyse analysiert vor allem das Unbewusste des Patienten – durch freies Assoziieren, durch Traumdeutung und andere Methoden –, versucht Unbewusstes in Bewusstes umzuwandeln und das Ich gegenüber dem Es (unbewusste Triebimpulse) zu stärken.

Forschungen über den neurochemischen Prozess haben nämlich gezeigt, dass die Beziehung zwischen Gehirn und Gefühlen – auch bei Depressionen – in beide Richtungen funktioniert. Einerseits lösen bestimmte biochemische Prozesse im Gehirn traurige Gefühle aus. Andererseits setzen Gefühle wie z. B. die Bereitschaft, einem Konflikt mit Angst oder Selbstentwertung zu begegnen, aber auch Gehirnprozesse in Gang, die in eine Depression münden können. Durch diesen Zusammenhang kann eine früh erworbene und sozial verstärkte Hilflosigkeit im doppelten Sinn zur Ursache bzw. zum Risikofaktor für Depressionen werden, so wie umgekehrt die Besinnung auf die eigene Stärke und Wehrhaftigkeit einer drohenden Depression entgegenwirkt.
Um kein Missverständnis aufkommen zu lassen: Die Betonung solcher Zusammenhänge soll keineswegs rabiaten „Reiß-dich-zusammen-Parolen" oder einem zwanghaft forschen Optimismus das Wort reden. Aber diese Zusammenhänge sollen deutlich machen, inwiefern Frauen erlernte Muster und Modelle und deren physiologische Entsprechungen beeinflussen und korrigieren können. Zwar gibt es Hinweise auf eine auch gehirnphysiologisch bedingte größere Anfälligkeit von Frauen gegenüber Depressionen. Die sozialen, gesellschaftlichen und sozialisationsbedingten Stressfaktoren, die den erhöhten Anteil an Depressionserkrankungen bei Frauen bedingen, überwiegen aber bei weitem die biologische Disposition.
So spielt der Zusammenhang zwischen depressiven Erkrankungen und Armut, Arbeitslosigkeit sowie Gewalterfahrung

Die verkannte Krankheit

Depressionen sind häufige und schwere Krankheiten, was aber in unserer Gesellschaft oft verkannt und mit bloßer vorübergehender Verstimmung oder schlechter Laune verwechselt wird.

Aussagefähige Untersuchungen ergaben, dass etwa zehn Prozent der Bevölkerung im Lauf ihres Lebens unter einer behandlungsbedürftigen Depression leiden, und ihre Zahl nimmt zu. So prognostizieren z. B. Modellrechnungen für das Jahr 2020, dass Depressionen nach Herz-Kreislauf-Erkrankungen weltweit an zweiter Stelle stehen werden. Diese Prognose berücksichtigt auch die damit verbundenen Belastungen: Beeinträchtigung der Lebensqualität sowie Folgeschäden für Familie und soziales Umfeld.

Schon heute ist diese häufigste psychische Störung bei uns und in den Nachbarländern Österreich und Schweiz Ursache für Arbeitsunfähigkeit und eine stationäre Behandlung – Tendenz steigend. Was kennzeichnet eine Depression im Unterschied zu einem bloßen Stimmungstief oder einer kurzzeitigen Unpässlichkeit?

Untrügliche Zeichen von Depression sind:

- eine tiefe seelische Niedergeschlagenheit,
- ein Gefühl der Ausweg- und Hoffnungslosigkeit,
- eine Traurigkeit, die die Betroffenen nicht genau definieren können,
- Rückzug in die eigene Welt und
- Antriebslosigkeit.

im Elternhaus oder durch den Partner und Diskriminierung in der Arbeitswelt eine zentrale Rolle. Zusätzliche Stressfaktoren für Frauen sind Doppelbelastung, Selbstbehauptungskämpfe in bislang männerdominierten Berufsfeldern oder Rollenkonflikte.

Depressionen sind bei Frauen wie Männern von komplexen hirnbiologischen Prozessen bestimmt. Dabei ist das Zusammenspiel zwischen weiblichen bzw. männlichen Hormonen und den beiden für die Depression zentralen Botenstoffen Noradrenalin und Serotonin auf komplizierte Weise verschieden. Dem aktuellen Forschungsstand zufolge sind sie mit die Ursachen dafür, dass Frauen häufiger, Männer hingegen schwerer, das heißt mit höherer Selbsttötungsrate an Depressionen erkranken.

In den westlichen Industrienationen sind Depressionen mittlerweile die häufigste seelische Krankheit. Diese Volkskrankheit betrifft Frauen und Männer unterschiedlich häufig und in unterschiedlicher Gestalt.

Depressionen sind bedrohliche Anzeichen für den Verlust von Sinnerleben, Zugehörigkeit und Orientierung. Im folgenden Gedicht eines depressiven Patienten, der jedoch geheilt

Depressionen sind so alt wie die Menschheitsgeschichte. Ihre Symptome waren im Altertum als „Melancholie" bekannt – als Zustand von Schwermut, Traurigkeit und Hoffnungslosigkeit. Zu allen Zeiten war die Melancholie auch Thema großer Künstler (siehe auch die Abb. S. 21, 44, 54/55). Albrecht Dürers Kupferstich aus dem Jahr 1514 veranschaulicht besonders eindrucksvoll das melancholische Temperament.

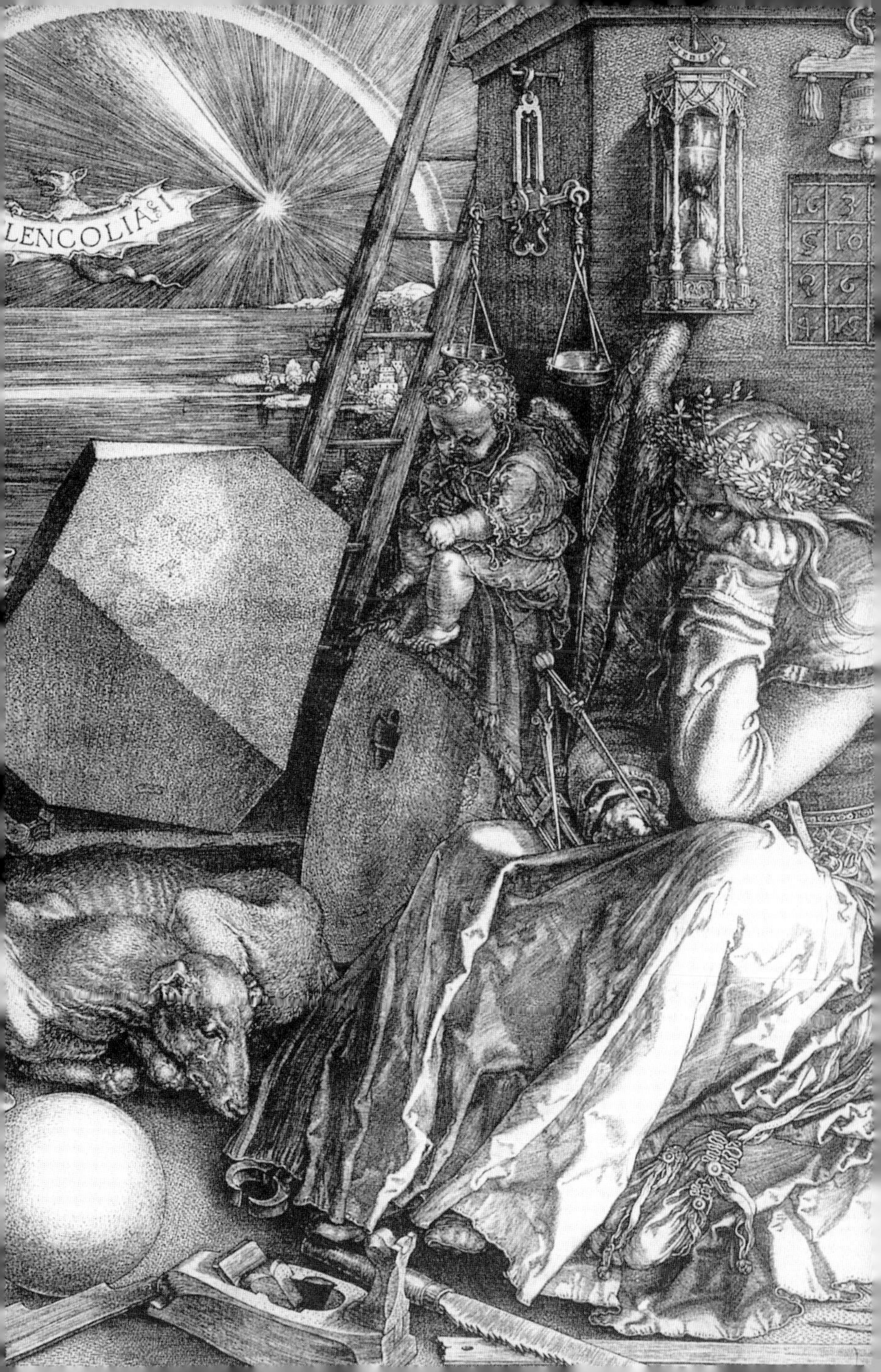
LENCOLIA§I

werden konnte, kommt das Umfassende dieser psychischen Störung anschaulich zum Ausdruck:
„In der Depression
lebe ich ohne Sinn und Bewusstsein.
Ich sehe, ohne wahrzunehmen.
Ich fühle ohne Empfindung und Gefühl.
Ich schmecke ohne Genuss.
Ich rieche ohne Empfindung.
Ich denke ohne Geist und Sinn und Phantasie
und Kombinationsfähigkeit.
Ich lache ohne Freude.
Ich weine ohne Schmerzensstachel.
Ich bewege mich ohne motorische Harmonie
und Ausdrucksvermögen.
Ich kenne weder Hoffnung noch Maß noch Ziel.
Schlaf und Tod sind mir das Erstrebenswerteste.
Ich freue mich nicht, ich begeistere mich nicht, ich liebe nicht, ich trauere nicht.
Ich male nicht, ich spreche nicht, ich dichte nicht, ich singe nicht, ich tanze nicht,
und wenn ich es dennoch tue, dann ohne Ausdruck und Phantasie und ohne dabei zu sein,
ohne Leben."

Wenn daher in diesem Buch von *Depression* gesprochen wird, ist damit nicht die an manchen Tagen vorhandene, aber vorübergehende Niedergeschlagenheit gemeint, sondern eine schwere seelische Erkrankung, die den ganzen Menschen erfasst: ihn in seinem körperlichen Befinden, seinem Denken, seiner Gestimmtheit und in seinen Gefühlen, seinen Bezügen zur Umwelt, zur eigenen Person und zur Zukunft bedroht.

Depressivität oder depressive Verstimmung bezeichnet immer ein Symptom, das wie beispielsweise Fieber bei verschiedenen Erkrankungen auftreten kann. Fieber hat man bei Grippe, bei einer Nierenbeckenentzündung oder bei einer anderen Infektionskrankheit. Depressive Symptome können eine Reihe von psychischen, aber auch körperlichen Erkrankungen begleiten. So erleiden z. B. nicht wenige Menschen die Depressivität als länger anhaltende Traurigkeit nach dem Verlust des Partners oder nach der Kenntnis einer schweren Krankheitsdiagnose.

Die Depression kann den Betroffenen bis hin zur Unfähigkeit, den eigenen Lebensverpflichtungen nachzukommen, stark beeinträchtigen. In ihren tiefsten und schwersten Ausprägungsformen beherrscht sie die Kranken in ihrem Denken und Erleben derart, dass diese über ihr eigenes Leid nicht mehr hinauszuschauen vermögen und den Glauben an sich, an ihre Umwelt, an Hilfsmöglichkeiten und an die Zukunft verlieren. Die Depression kann dann lebensbedrohlich werden, denn sie bringt die Gefahr der Selbsttötung mit sich.

Ärzte und Psychotherapeuten bezeichnen als Depression im Sinn einer Krankheit einen Zustand, der

- zu Symptomen im körperlichen und seelischen Bereich führt,
- das soziale Leben und die zwischenmenschlichen Beziehungen erheblich beeinträchtigt,

Typische Anzeichen depressiver Erkrankungen

Mit einem Verlust an Energie, Appetit und Sexualtrieb, mit Schlaflosigkeit und manchmal auch mit Verdauungsstörungen, Verstopfung oder Kopfschmerzen fängt es häufig an. Grübeleien und monoton-stereotype Klagen schließen sich an. Die Kommunikation mit anderen Menschen ist gestört, Lebensfreude und Lebenswille sind gebrochen.

Häufig ist die Depression von akuten Angstgefühlen begleitet, die sich in nervöser Unruhe und Erregung äußern und so die Symptome der Depression verschleiern.

Die Stärke der Symptome wechselt oft mit der Tageszeit. Für den an einer endogenen Depression leidenden Menschen ist typisch, dass er morgens mit einer seelischen Verstimmung aufwacht, die sich im Lauf des Tages aufhellen kann. Die reaktiven Depressionen dagegen sind nachts oft am schlimmsten. Schwer Depressive ziehen sich oft völlig in sich zurück und bleiben fast den ganzen Tag zusammengekauert im Bett liegen.

- die Arbeitsfähigkeit und Lebensqualität schädigt,
- mit Leiden und Krankheitsgefühl einhergeht,
- bereits mindestens zwei Wochen lang unverändert und auch durch sozialen Kontakt nicht beeinflussbar andauert,
- mit einer Wiederkehr- und großen Chronifizierungsgefahr einhergeht, insbesondere wenn eine Depression nicht oder unzureichend behandelt wird.

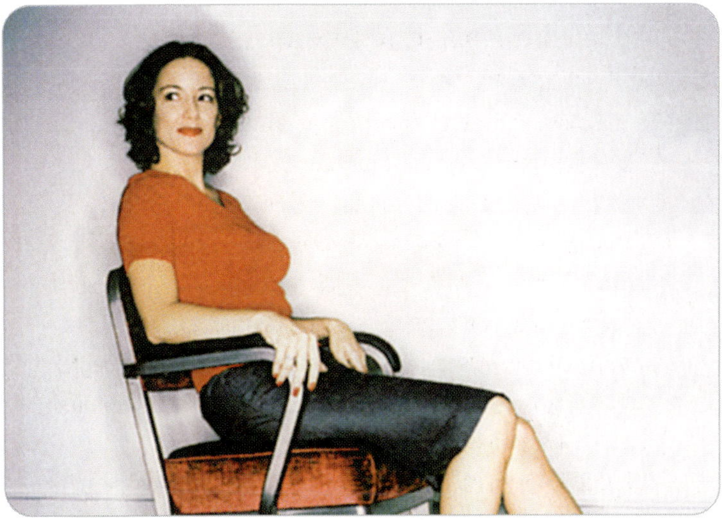

Selbstwertgefühl, Selbstachtung und Selbstbewusstsein schützen vor Depressionen.

Die Depression ist eine *seelische Krankheit*, und es sei ausdrücklich darauf hingewiesen, dass Depression nicht Geisteskrankheit bedeutet. Ein depressiv kranker Mensch ist nicht irre oder verrückt, sondern „gemütskrank". Der Psychiater, der einen Depressionskranken behandelt, ist kein „Irrenarzt" und die psychiatrische Klinik kein „Irrenhaus". Depressives Kranksein bedeutet kein lebenslanges Gefangensein in der Schwermut, in der Gemütskrankheit. Trotz ihres ernsten Charakters ist eine Depression keine ausweglose Erkrankung: Hilfe und Heilung sind heute möglich. Die vielen Hilfs- und Behandlungsmöglichkeiten umfassend darzustellen ist ein Hauptanliegen dieses Buches.

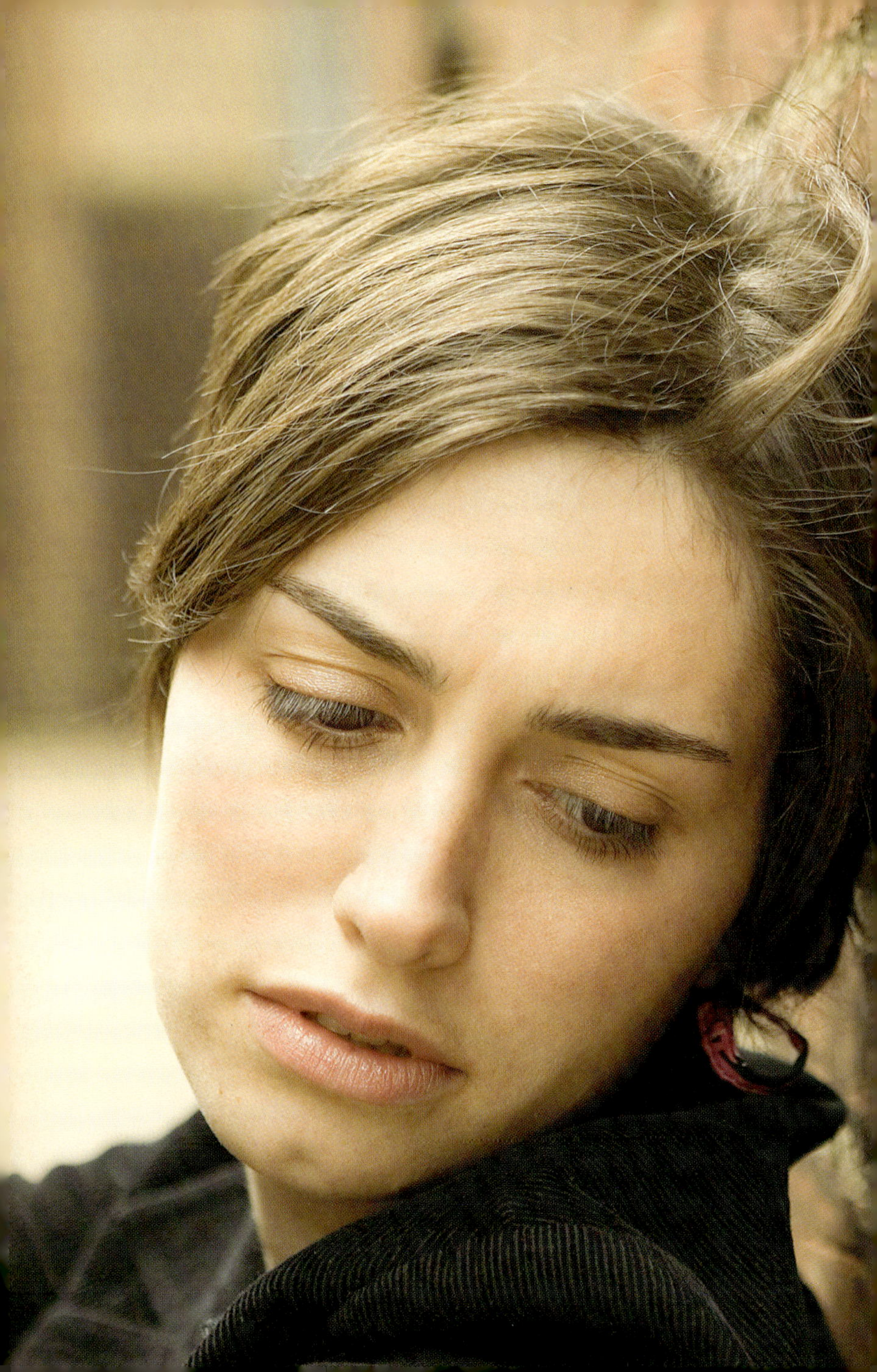

✓ Diagnose der Depression

„Man sieht mir nicht an, wie es in mir aussieht" – so und ähnlich klagen immer wieder Depressive und wünschen sich stattdessen deutlich „sichtbare" Beschwerden. Beschädigte Gliedmaßen wie etwa einen gebrochenen Arm oder ein gebrochenes Bein könne man eingipsen, und erhebliche Handicaps wie damit verbundene Behinderung und geringere Leistungsfähigkeit wären bei solchen Beschwerden wenigstens sichtbar und damit auch leicht zu erklären. In der Tat offenbart die tägliche Praxis, dass sich Nichtbetroffene mit einem depressiven Menschen deshalb so schwer tun, weil sie nicht wissen, wie es tatsächlich um ihn steht und was in ihm vorgeht.

Schwere psychische Störung

Es liegt daher auf der Hand: Angehörige und Menschen im beruflichen Umfeld von Depressiven benötigen mehr Informationen über diese schwere psychische Störung, die nach Prognosen der Weltgesundheitsorganisation weltweit zur dritthäufigsten Volkskrankheit nach Herz-Kreislauf-Erkrankungen und Krebs werden wird.
Diese Aufklärung ist eines der Hauptziele dieses Kapitels, denn nur die Angehörigen bzw. KollegInnen im beruflichen Umfeld, die die Symptome kennen, können Betroffene und ihre Therapeuten unterstützen. Aber auch die Kranken selbst müssen sich – und sei es noch so schwer – der mühevollen Aufgabe unterziehen, ihren Angehörigen zu sagen, was mit ihnen „los" ist, denn häufig wird übersehen, dass Angehö-

Diagnostik und Klassifikation

Die Weltgesundheitsorganisation schlägt seit einigen Jahren für die Diagnostik und Klassifikation psychischer Störungen, also auch für die Depression (Affektive Störung, siehe Seite 20) als verbindliches Klassifizierungssystem die ICD-10 vor. ICD-10 heißt nichts anderes als die zehnte Überarbeitung der ICD (*International Classification of Diseases = Internationale Klassifikation der Diagnosen aller erfassten Krankheiten*), die eine Krankheit nach Kriterien wie Schweregrad oder Verlauf und ihren Bezug auf äußere und innere Auslöser einteilt. Fragen Sie am besten Ihren Therapeuten, ob er diagnostisch ebenfalls nach diesen Leitlinien verfährt und wie er im Einzelnen die Einteilung nach dem Schweregrad und nach dem Verlauf vornimmt.

rige ebenfalls sehr unter dieser psychischen Störung eines ihrer Familienmitglieder leiden.

Hauptsymptome der Depression

Eine Depression tritt in der Regel nicht plötzlich auf, sondern entwickelt sich meistens langsam und beginnt entsprechend schleichend mit Veränderungen im Bereich der Vitalität, der Leistungsfähigkeit, mit Schlafstörungen, mangelndem Appetit, mit Rückzugstendenz und Erschöpfungszuständen, die vermehrt auftreten. Außerdem kann eine Depression im Anschluss an ein auslösendes, häufig sehr kränkendes oder belastendes Ereignis wie den plötzlichen Verlust des Arbeitsplatzes oder durch den Tod des Ehepartners auftreten und mit Selbsttötungsversuchen einhergehen. Bestimmte, im Folgenden beschriebene Symptome, die mehr oder weniger regelhaft auftreten, sind für die Diagnosestellung richtungsweisend. Diese zu erkennen, ist für Betroffene wie Angehörige gleichermaßen wichtig, denn nur so kann im Zusammenwirken mit dem Hausarzt die Hilfsbedürftigkeit erkannt und professionelle Hilfe durch den Psychiater oder Psychotherapeuten in Anspruch genommen werden.

Psychische und psychomotorische Symptome

Prinzipiell weisen wir darauf hin, dass es sich bei der Depression nach der ICD-10 um eine „Affektive Störung" handelt. Affektive Störung als Krankheit bedeutet hier, dass das Hauptsymptom in der Störung von Stimmung bzw. Gestimmtheit und Gefühlen zu sehen ist.

Führendes Symptom bei einer Affektiven Störung ist die depressive Verstimmung. Eine depressive Verstimmung kann nach akuter oder chronischer Belastung auftreten. Der Betroffene fühlt sich niedergeschlagen, findet keinen Trost, ist bedrückt und unglücklich. Es plagen ihn permanent Angstzustände: Angst schon am Morgen im Bett vor dem Tag und seinen Anforderungen, tagsüber objekt- und situationsbezogene Ängste, Zukunftsangst, übersteigerte Befürchtungen. Häufig wird übersehen – und das macht es den Angehörigen ganz besonders schwer, eine Depression als solche zu

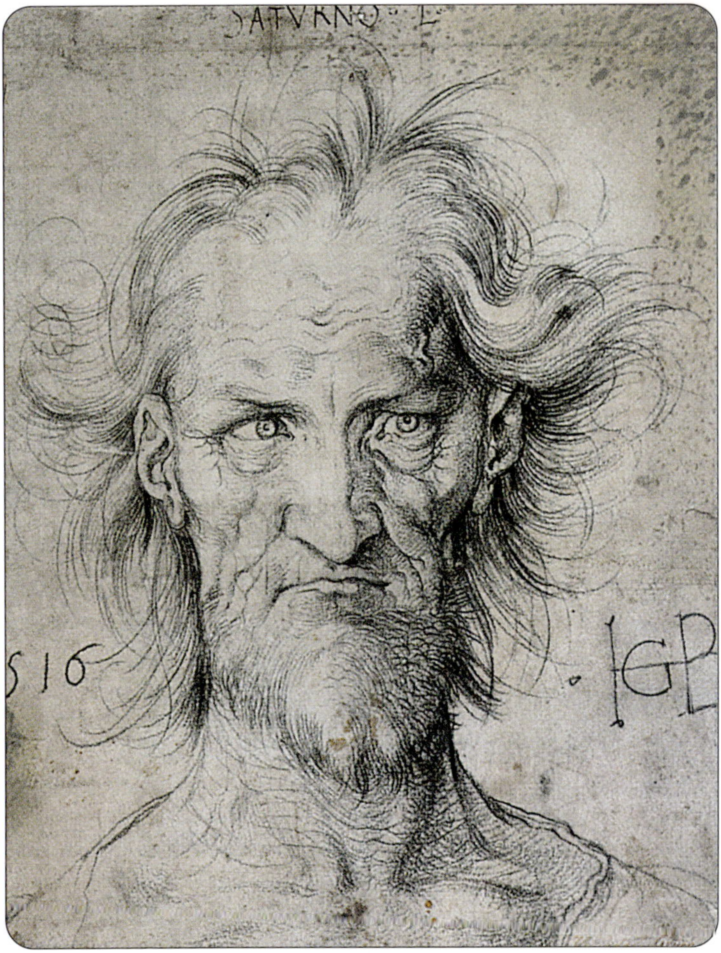

Hans Baldung Griens *Saturn*, eine in schwarzer Kreide angefertigte Zeichnung aus dem Jahr 1516, zu der ihn mittelalterliche Quellen inspirierten. Sie beschreiben den Planetengott als Herrscher über das melancholische Temperament.

erkennen –, dass bestimmte Symptome üblicherweise nicht charakteristisch für eine Depression sind: Depressive Menschen sind in der Regel nicht bewusstseinsgetrübt und auch nicht desorientiert, das heißt, sie sind voll und klar bei Bewusstsein, auch in der tiefen Depression. Wenn allerdings Symptome wie Bewusstseinstrübungen auftreten, wobei der Betroffene schläfrig und kaum ansprechbar ist, oder wenn im Hinblick auf Zeit und Ort plötzlich Desorientiertheit auffällt, liegt in der Regel eine organische Störung vor, ausgelöst z. B. durch eine Medikamentenüberdosis aufgrund eines Selbsttötungsversuchs. Es kann aber auch eine organische Erkrankung im Gehirn vorliegen, ausgelöst z. B. durch eine Hirnblutung, einen Hirntumor oder andere organisch bedingte Störungen der zerebralen Funktionstüchtigkeit. Hier liegen häufig akute Notfälle vor, die eine sofortige Behandlung in einer Fachklinik erfordern.

Innere Leere – Denken verlangsamt

Depressive empfinden sich wie ausgebrannt, eine innere Leere macht sich breit. Die depressive Verstimmung kann im Zustand völliger Gefühllosigkeit gipfeln. Völlige Gefühllosigkeit oder Starre beschreibt den Umstand, dass der Patient zu keinerlei Gefühl mehr befähigt ist, dass er im Verlauf der Erkrankung auch keine traurigen Gefühle mehr verspürt. Der Patient fühlt sich dann wie versteinert und um jegliches Leben beraubt.

Das Denken des depressiven Patienten ist verlangsamt, einfallsarm, zähflüssig und umständlich, er formuliert seine

Sprache nur mit größter Anstrengung. Der Kranke erlebt eine Hemmung seines Denkens, als würde er ständig gegen einen inneren Widerstand ankämpfen. Die depressive Hemmung des Gedankengangs kann das Krankheitsbild derart beherrschen, dass der depressive Affekt in den Hintergrund tritt. Krankheitsbedingt versagt der Patient im Rahmen gewohnter Anforderungen. Er erlebt dies mit Schuldgefühlen und Selbstvorwürfen.

Die Aufmerksamkeitsspanne ist vermindert. Der Patient ist rasch erschöpft. Er erlebt sich als entscheidungsunfähig, ist unschlüssig, hin- und hergerissen, immer gleiche Denkinhalte werden ständig wiederholt. Der Depressive neigt zum Grübeln. Unangenehme Denkinhalte beherrschen sein Denken, das sich permanent im Kreis dreht, weshalb Gedankenansätze nicht zu Ende gedacht werden können. Ein Themenwechsel gelingt nur mit Mühe, die Aufmerksamkeit ist eingeengt auf die Krankheitssymptome sowie auf Ängste und Befürchtungen. Die kognitiven Fähigkeiten des Patienten können derart beeinträchtigt sein, dass klinisch der Eindruck einer Demenz entsteht, was aber wie gesagt nicht zutrifft.

In der schwersten Form der depressiven Hemmung, dem so genannten depressiven Stupor, bleibt der Patient völlig stumm und regungslos mit erstarrter depressiver Mimik im Bett. Er kann sich nicht mehr selbst versorgen. Meist ist der Patient jedoch bemüht, wenigstens aufzuschauen und Kontakt aufzunehmen. Man erkennt ansatzweise noch die Anstrengung, Aufforderungen zu befolgen.

Der Depressive zeigt müde, nach innen gekehrte Gesichtszüge. Die Mimik und das Minenspiel verarmen. Der Blick ist resigniert, gequält, ratlos oder ängstlich fragend. Bei fortgeschrittener Erkrankung vermeidet der Depressive den Augenkontakt, schaut mit gesenktem Blick zu Boden und antwortet einsilbig.

Vernachlässigung des Äußeren

Der Depressive achtet weniger auf seine äußere Erscheinung. Die Haut ist trocken, die Augen sind glanzlos, die Gesichtsfarbe ist blass. Die Haltung erscheint kraftlos und schwach, die Bewegungsabläufe sind langsam, die Stimme ist leise, monoton und wenig modelliert. Der Kranke zieht sich aus der Gesellschaft zurück, meidet das Gespräch und Freunde. Das Interesse an seiner Umwelt geht verloren.

Gewohnte Tätigkeiten werden nur noch mit Mühe bewältigt, bereits Routineanforderungen führen zu vorzeitiger Ermüdung. Sich wiederholende mechanische Tätigkeiten können meist zu Beginn der Krankheit noch bewältigt werden, aber auch diese Fähigkeit geht mit zunehmender Schwere der Erkrankung verloren. Die Abnahme der Leistungsfähigkeit führt zu einer stark verängstigten Versagenseinstellung, der Kranke glaubt, auch gewöhnlich beherrschte Situationen nicht mehr meistern zu können. In diesem Zustand kann es plötzlich zu Selbstmordversuchen kommen.

Der Depressive erlebt sich selbst als machtlos gegenüber seiner Erkrankung und seinem vermeintlichen Schicksal. Er fühlt sich schwach, energielos, ohne Schwung und Initia-

Aus den Aufzeichnungen einer Depressiven

„Ich quäle mich durch den Alltag: ‚Sei tapfer, reiß dich zusammen, du schaffst es schon, lass' dir nichts anmerken, deine Familie braucht dich ... Leistungsfähig, unternehmungslustig, fröhlich, tragfähig und selbstdiszipliniert musst du sein ... Betrachte das Schöne, denke positiv ...' – so rede ich mir selber zu. Ich setze eine Maske auf, lächle nach außen und gebe mich freundlich. Eine gute Mutter möchte ich sein, die Kinder sollen unbeschwert aufwachsen dürfen. Ich übe meinen Beruf aus, besorge den Haushalt. Doch übermenschlich wird die Anstrengung, da die Verzweiflung mehr und mehr alle Kraft frisst. Eines Tages bin ich eine ausgebrannte Ruine. Die kleinsten Verrichtungen wachsen an zu Riesenbergen, ich kann keine Entscheidungen mehr treffen, nicht mal mehr lesen, keine Musik mehr hören. Die Erschöpfung drückt mir die Augenlider zu. Ich friere auch in der Wärme, und die Angehörigen rücken wie Schatten in den Hintergrund."

tive. Die negative Selbsteinschätzung führt zu mangelndem Selbstwertgefühl und einer allgemeinen Unsicherheit.
Die nach außen hin wirkende Passivität kontrastiert häufig mit einer vom Kranken erlebten inneren Unruhe und Anspannung. Neben konkreten Ängsten um die Gesundheit oder die eigene Zukunft wird häufig eine diffuse Bedrücktheit beklagt.

Somatische und vegetative Symptome

Die vielfältigen somatischen (körperlichen) Beschwerdebilder bei einer Depression können zu diagnostischen Problemen führen, da sie sich im Erscheinungsbild nicht von den organisch verursachten Erkrankungen unterscheiden. Es gibt aber einige charakteristische somatische und vegetative Beschwerden.

Fast alle Depressiven klagen über Schlafstörungen. Neben Einschlafstörungen wird über Durchschlafstörungen und das Früherwachen mit fehlendem Wiedereinschlafen geklagt. Von einem pathologischen Früherwachen wird dann ausgegangen, wenn der Patient zwei Stunden vor seiner gewohnten Zeit erwacht.

Tagsüber leidet der Patient an Tagesmüdigkeit und vorzeitiger Erschöpfung. Der Appetit ist reduziert. Depressive verlieren in der Regel an Körpergewicht. Übelkeit, Völlegefühl, Blähungen sowie Verstopfung sind weitere häufig beklagte Symptome.

Es wird über diffuse Kopfschmerzen und Kopfdruck geklagt. Manche Depressive beklagen Lichtempfindlichkeit, das Versiegen der Tränensekretion und eine Sehverschlechterung. Ein Globusgefühl (Globus hier in der medizinischen Bedeutung von „Klumpen") im Halsbereich (*Globus melancholicus*) kann auftreten, weniger häufig wird auch ein Tinnitus angegeben. Manche Patienten haben auch ein Druckgefühl im Bereich der Brust, sie verspüren Herzbeklemmungen. Aufgrund von muskulären Verspannungen treten Rücken- und Nackenschmerzen auf.

Die Schleimhäute und die Haut sind trocken, der Spannungszustand der Haut kann erheblich reduziert sein. Trockenheit der Genitalschleimhäute kann sexuelles Desinteresse und damit einhergehende Potenzstörungen und Frigidität fördern. Vegetativ werden Temperaturmissempfindungen wie Kälteschauer oder Hitzewallungen angegeben, es kann auch eine erhöhte Empfindlichkeit gegenüber Temperaturschwankungen bestehen.
In folgender tabellarischer Übersicht fassen wir noch einmal die Hauptsymptome zusammen:

Psychische und psychomotorische Symptome

- Depressive Verstimmung
- Freudlosigkeit, Gefühllosigkeit, Verzweiflung, Verstimmtheit
- Diffuse Angstzustände
- Angst vor dem Tag und seinen Anforderungen, objekt- und situationsbezogene Ängste, Zukunftsangst, übersteigerte Befürchtungen
- Grübeln, Gedankenkreisen, Denkhemmung, Leeregefühl im Kopf, Monotonie in der Sprache
- Selbstvorwürfe wegen Unfähigkeit (Insuffizienzgefühl), Versagen und Minderwertigkeit (Selbstwertstörung), Nicht-geliebt-, Nicht-geschätzt-Werden, Schuldgefühle (Selbstverurteilung, -anklage), Klage über materielle Probleme oder körperliche Befindlichkeit (Hypochondrie)
- Gefühl von Hilflosigkeit, Hoffnungslosigkeit; negative Selbsteinschätzung

- Depressive Wahnvorstellungen: Verarmungs-, Schuld-, Versündigungs- und Untergangswahn
- Ruhe- und Weglaufwünsche, Todeswunsch, Selbsttötungsideen als Erwägung, Einfall
- Klagen über subjektive Merk- und Konzentrationsstörungen
- Lust- und Antriebslosigkeit; leere Hektik
- Psychomotorische Agitiertheit, Getriebenheit
- Psychomotorische Hemmung, Stupor

Somatische und vegetative Symptome

- Vitalitätsverlust mit raschem Erschöpfungszustand, Müdigkeit, Kraftlosigkeit
- Körpergefühlsstörungen (Druck-, Spannungs-, Schweregefühl)
- Appetitstörung, Gewichtsabnahme, Verstopfung
- Schlafstörungen (Ein-, Durchschlafstörung, zerhackter Schlaf, morgendliches Früherwachen, fehlende Erholung; auch Flucht in den Schlaf)
- Tagesschwankungen (Morgentief, abendliche Aufhellung)
- Saisonale Abhängigkeit der Depressionsauslösung
- Libidostörungen

Wann zum Arzt?

Unsere Ausführungen machen deutlich, dass eine Depression nichts mit vorübergehender schlechter Laune oder mit einem kurzen „Durchhänger" zu tun hat, sondern eine

schwere Krankheit ist, die den gesamten Alltag beeinträchtigt.
Leider ist es so, dass nur etwa die Hälfte aller Betroffenen rechtzeitig oder überhaupt professionelle Hilfe sucht. Auf diese Weise leben viele Menschen mit erheblichen Risiken, denn

- eine unbehandelte Depression quält Betroffene und Angehörige weitaus länger,
- das Risiko von immer wiederkehrenden depressiven Episoden ist ohne Behandlung höher und
- die Sterblichkeitsrate durch Selbsttötung liegt bei 10 bis 15 Prozent, wenn eine schwere Depression unbehandelt bleibt.

Der folgende Selbsttest nach Professor Ulrich Hegerl und in Anlehnung an die ICD-10 (siehe Seite 19) liefert praktische Hilfestellung, wann professionelle Hilfe erforderlich ist.

Selbsttest
Leiden Sie seit mehr als zwei Wochen unter

		Ja	Nein
1	Gedrückter Stimmung?	☐	☐
2	Interesselosigkeit und/oder Freudlosigkeit, auch bei sonst angenehmen Ereignissen?	☐	☐
3	Schwunglosigkeit und/oder bleierne Müdigkeit und/oder innerer Unruhe?	☐	☐

	Ja	Nein
4 Fehlendem Selbstvertrauen und/oder fehlendem Selbstwertgefühl?	☐	☐
5 Verminderter Konzentrationsfähigkeit und / oder starker Grübelneigung und / oder Unsicherheit beim Treffen von Entscheidungen?	☐	☐
6 Starken Schuldgefühlen und / oder vermehrter Selbstkritik?	☐	☐
7 Negativen Zukunftsperspektivenund / oder Hoffnungslosigkeit?	☐	☐
8 Hartnäckigen Schlafstörungen?	☐	☐
9 Vermindertem Appetit?	☐	☐
10 Tiefer Verzweiflung und / oder Todesgedanken?	☐	☐

Bitte kreuzen Sie in den entsprechend dafür vorgesehenen Kästchen an, welche der genannten Aussagen auf der Seite 29 und oben in den vergangenen zwei Wochen am ehesten Ihre Stimmung widergespiegelt haben.
Ihre Antworten sollten ohne längeres Nachdenken erfolgen. Versuchen Sie also nicht, über die Antworten nachzugrübeln, sondern versuchen Sie die Fragen möglichst spontan zu beantworten.

Auswertung:
Wenn Sie so verzweifelt sind, dass Sie die Frage 10 mit „ja" beantwortet haben, sollten Sie unabhängig von der Auswertung der sonstigen Fragen möglichst rasch professionelle Hilfe suchen.
Zur Auswertung der übrigen Fragen:
Zählen Sie bitte zusammen, wie oft Sie die Fragen 1 bis 3 bzw. die Fragen 4 bis 9 mit „ja" beantwortet haben, und suchen dann Ihr Ergebnis in der Liste:

Fragen 1 bis 3:	Fragen 4 bis 9:
0 ja	0 bis 2 ja
1 ja	0 bis 1 ja

Ihre Angaben weisen nicht auf das Vorliegen einer depressiven Erkrankung hin. Falls Sie sich dennoch unwohl und depressiv fühlen sollten, suchen Sie bitte sicherheitshalber dennoch einen Arzt auf und sprechen Sie mit ihm über Ihre Beschwerden.

Fragen 1 bis 3:	Fragen 4 bis 9:
0 ja	3 bis 4 ja
1 ja	2 bis 3 ja
2 ja	0 bis 1 ja

Sie leiden möglicherweise unter einer leichteren depressiven Erkrankung. Es ist empfehlenswert, dass Sie mit einem Arzt offen über Ihre Beschwerden sprechen. Bitte teilen Sie ihm neben Ihren körperlichen auch möglicherweise vorhandene psychische Beschwerden mit.

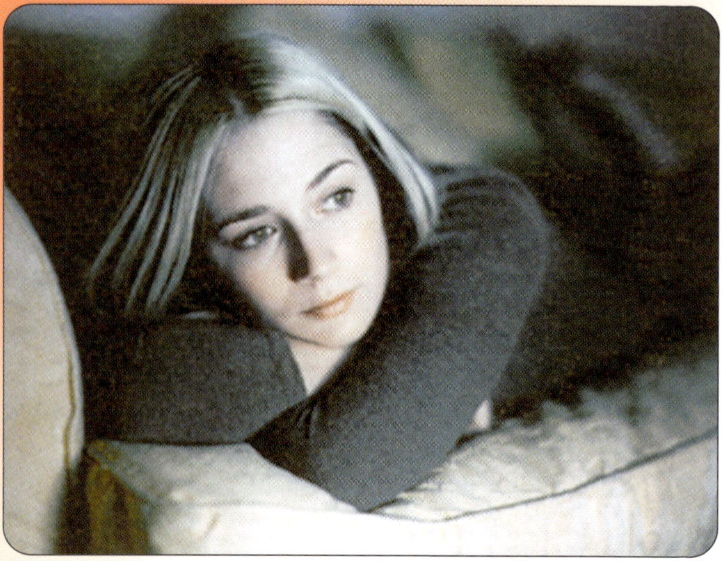

Schicksalsschläge wie der plötzliche Verlust des Partners oder eines nahe stehenden Angehörigen können eine Depression auslösen.

Fragen 1 bis 3:	Fragen 4 bis 9:
0 ja	5 bis 6 ja
1 ja	4 bis 6 ja
2 ja	2 ja
3 ja	0 bis 1 ja

Ihre Angaben deuten auf das Vorliegen einer depressiven Erkrankung hin. Insofern ist es erforderlich, dass Sie sich möglichst bald an einen Arzt Ihrer Wahl wenden und mit ihm das weitere Vorgehen besprechen.

Bitte beachten Sie, dass es sich bei einer Depression um eine ernsthafte Erkrankung handelt, die in jedem Fall pro-

Kontakte zum Arzt / Therapeuten

Dieser Selbsttest ersetzt selbstverständlich nicht das Gespräch mit dem Arzt / Therapeuten. Denn trotz Medikamenteneinnahme und vorübergehender „Aufhellung" können der Leidensdruck der Depression und damit die Selbsttötungsimpulse wieder zunehmen.

Regelmäßige Kontakte zum Arzt / Therapeuten dienen daher sowohl der Sicherheit des Patienten als auch seinem Bedürfnis nach einem Menschen, der ihn versteht und der das, was ihn belastet, kennt und den Patienten ernst nimmt.

fessionell durch einen Therapeuten (siehe Seite 7) behandelt werden muss.

Es gibt eine Reihe erprobter medikamentöser und psychotherapeutischer Behandlungsmaßnahmen, die Ihnen höchstwahrscheinlich helfen können (Näheres dazu Seite 49 ff.).

Fragen 1 bis 3:	Fragen 4 bis 9:
2 ja	3 bis 6 ja
3 ja	2 bis 6 ja

Bitte suchen Sie umgehend einen Arzt oder Psychotherapeuten Ihrer Wahl auf.

Ihr Ergebnis lässt vermuten, dass Sie unter einer schweren depressiven Erkrankung leiden. Falls Sie diesen Test für einen Familienangehörigen oder Freund gemacht haben, sollten Sie ihn oder sie unbedingt zu einem Arztbesuch überreden.

Erscheinungsformen der Depression

Seit Einführung der ICD-10, der Internationalen Klassifikation der Erkrankungen in der 10. Version (siehe dazu Seite 19) sprechen die Fachleute vorwiegend vom Bild der „depressiven Episode", die durch das Auftreten bestimmter Symptome (siehe Seite 27 f.) und den Verlauf (erste depressive Episode, wiederkehrend, bipolar, d. h. manisch-depressiv) eindeutig beschrieben werden kann. Mithilfe dieser Klassifikation kann auch ein psychiatrisch nicht so sehr erfahrener Arzt / Therapeut eine Depression erkennen und die für die Diagnosestellung entsprechenden Symptome ermitteln. Dennoch ist es sinnvoll, verschiedene depressive Erkrankungsformen zu unterscheiden:

- unipolare endogene Depressionen und manisch-depressive (bipolare) Erkrankungen,
- psychogene Depressionen, die in reaktive und neurotische Depressionen sowie depressive Entwicklungen (Erschöpfungsdepressionen) unterteilt werden,
- somatogene Depressionen, bei denen organische und symptomatische unterschieden werden.

Endogene Depression

Zu den endogenen Depressionsformen zählen die so genannten *unipolaren endogenen* und *bipolaren (manisch-depressiven)* Depressionen. *Unipolar* nennt man die Erkrankungsformen, die immer nur als Depression auftreten. Von *bipolaren affektiven* bzw. *manisch-depressiven* Erkrankun-

Bipolare Störungen

Die Bezeichnung „manisch-depressive Erkrankung" haben viele Fachleute durch die Bezeichnung „bipolare Störung" ersetzt. Diese Diagnose wird gestellt, wenn die oder der Betroffene nicht nur unter depressiven, sondern auch unter besonders hochgestimmten Phasen leidet, und eine solche Phase mindestens eine Woche lang anhält. Eine solche Phase oder Periode ist durch folgende Symptome gekennzeichnet:

- unrealistisches Gefühl eigener Größe und Grandiosität,
- stark verringertes Schlafbedürfnis,
- besondere Redseligkeit,
- Sprunghaftigkeit im Denken,
- Zerstreutheit und hohe Ablenkbarkeit,
- gesteigerte zielgerichtete Aktivität, sei es bei der Arbeit, in der Sexualität oder bei finanziellen Entscheidungen,
- Exzessive Unternehmungen die ein hohes Risiko für Leib und Leben, sozial oder finanziell bergen.

gen spricht man dann, wenn neben depressiven Erkrankungsphasen auch solche mit manischer Symptomatik aufgetreten sind.

In der Gruppe der endogenen Depressionen findet man am häufigsten die klassische *Melancholie* („Gemütskrankheit"), wobei hier das vollständige Bild des *depressiven Syndroms* vorliegt mit durchgehender depressiver Verstimmung, die durch sozialen Kontakt nicht veränderbar ist, Freudlosigkeit und Gefühl der Gefühllosigkeit, starke Einengung auf Insuffizienz-, Schuldgefühle und Selbstwertproblematik, die dann bis zum depressiven Wahn führen kann.

Psychomotorisch sind diese Patienten entweder erregt oder deutlich gehemmt. Im vegetativ-körperlichen Bereich fallen neben unspezifischen Körpergefühlsstörungen, z. B. Druckgefühle im Kopf, Tagesschwankungen mit morgendlichem Tief und abendlicher Aufhellung, Appetitstörungen mit Gewichtsverlust, ausgeprägte Schlafstörung mit verkürztem, zerhacktem Schlaf und morgendlichem Früherwachen sowie Libidostörungen auf.

Das Grundphänomen eines *manischen Syndroms* ist das gehobene Lebensgefühl, das mit einer heiter-euphorischen Verstimmung, mit Assoziationsreichtum der Gedanken und Ideenflucht, mit einem enorm gesteigerten Selbstvertrauen, Selbstüberschätzung bis zu wahnhaften Größenphantasien mit gesteigerter Unternehmungslust einhergeht. Krankheitseinsicht und Realitätskontrolle fehlen. Psychomotorisch liegt häufig eine Antriebssteigerung vor, die zu extremer Spontaneität in Rede und Handlung, zu gesteigertem Rededrang, zu rascher Erregbarkeit führen kann.

Körperlich fühlt sich ein manisch Erkrankter äußerst vital, bei sehr geringem Schlafbedürfnis, gesteigerter Libido, gesteigertem Leistungs- und Kraftgefühl. Das Problem der Manie ist vor allem die fehlende Realitätskontrolle, die soziale und wirtschaftliche Gefährdung, die Gefährdung von Beziehungen und die soziale Enthemmung bzw. der Verlust des Gespürs für die feinen sozialen Regeln in der Interak-

tion mit anderen Menschen. Deshalb führen häufige manische Zustände zum Abbruch von Beziehungen und zum sozialen Abstieg, und die Scheidungsrate ist hoch.
Ein Verlauf mit wiederkehrenden unipolaren oder bipolaren Zuständen gehört zu den Charakteristika der endogenen Depression. Die Zeitdauer einer depressiven Episode kann mit vier bis sechs Monaten sehr schwanken. Betroffene berichten von einem dreiviertel bis einem Jahr, bis man „wieder der Alte" oder „im Lot" sei.
In der ICD-10 werden die endogenen Depressionen als depressive Episoden mit somatischem Syndrom, d. h. mit körperbezogener Symptomatik bezeichnet. Die Depression mit psychotischen Symptomen zählt ebenfalls dazu.

Psychogene Depression

Bei einer psychogenen Depression besteht ein deutlicher und meist auch dem Außenstehenden offensichtlicher Zusammenhang zwischen nachweisbaren seelischen Anlässen bzw. Motiven (Auslöser) und der depressiven Symptomatik. Hier unterscheidet man die *reaktive Depression*, die *depressive Entwicklung* (Erschöpfungsdepression) und die *neurotische Depression* (in der ICD-10 als Anpassungs- und Belastungsreaktionen und als *Dysthymia* bezeichnet).

Reaktive Depression

Die reaktive Depression ist nach Auffassung vieler Fachleute die häufigste Form der Depression. Sie tritt z. B. nach dem Tod eines Angehörigen oder dem Verlust einer signifikanten Bezugsperson auf, nach einem selbstverschuldeten Unfall, als depressive Reaktion nach einer Schwangerschaftsunterbrechung, als reaktiv-depressive Verstimmung nach der Diagnosemitteilung einer schweren Erkrankung, in Trennungssituationen. Dabei können derartige Auslöser nicht nur personenbezogen sein, sondern auch mit dem Verlust des eigenen Lebenskonzeptes zusammenhängen, wenn z. B. nach einer Krebsdiagnose, dem Verlust eines Beins / eines Arms oder infolge langer Arbeitslosigkeit der bisherige Lebensplan aufgegeben werden muss.

Depressive Entwicklung

Depressive Entwicklungen, z. B. Erschöpfungsdepressionen, sind depressive Zustände, die unter einem chronischen affektiv-emotionalen Druck entstehen und mit vermehrten körperlichen Beschwerden, z. B. chronischen Rückenschmerzen, einhergehen. Nicht der körperliche Stress ist jedoch der belastende Faktor, sondern die chronische emotionale Dauerbelastung, z. B. bei einem jahrelang anhaltenden Beziehungskrieg oder in einer schwierigen Arbeitssituation. Die Betroffenen sind dabei eingespannt zwischen Vorgesetzten und Nachgeordneten oder Kindern und Ehemann, denen sie es gleichermaßen recht machen möchten, weil sie von ihrer Persönlichkeitsstruktur her auf Ordnung, Perfektionismus, auf Pflichterfüllung und Harmonie angelegte Menschen sind. Die depressive Entwicklung geht mit einem Gefühl von Resignation, Ohnmacht und Ausgeliefertsein sowie vegetativen Symptomen einher.

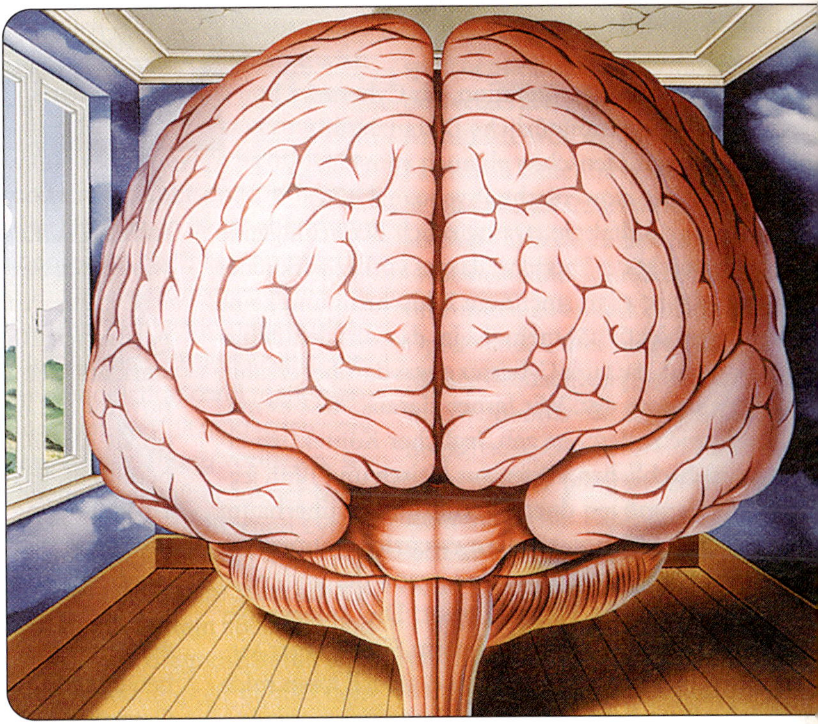

Depressive Menschen sind gefangen in ihrer Welt.

Neurotische Depression

Unter einer neurotischen Depression (*Dysthymia*) versteht man ein depressives Zustandsbild, das infolge einer Störung der psychischen Erlebnisverarbeitung entstanden ist. Hier müssen also lebensgeschichtlich erworbene, neurotische Problemlösungsstrategien und ebenso ein auslösendes Ereignis, das dem Schlüssel-Schloss-Prinzip gehorcht, vorliegen.

Als Auslöser findet man bei vielen neurotischen Depressionsformen Trennungsdrohungen oder vollzogene Trennungen (Verlust, Scheidung) oder auch Kränkungssituationen, die dann wie ein Schlüssel die frühkindlich erworbene Selbstwertproblematik, das Gefühl des Ungeliebtseins, des Vernachlässigtwerdens, des Nichterkanntwerdens wachrufen. In der Kindheits- und Jugendentwicklung dieser später zu neurotischen Depressionen neigenden Menschen finden sich häufig bereits so genannte Brückensymptome wie Angst vor Alleinsein als Kind, Dunkelangst, gestörte Sprach- und motorische Entwicklung. Charakteristisch ist der häufig lange und schwankende Verlauf – oft länger als zwei Jahre.

Somatogene Depression

Somatogene oder körperlich begründbare Depressionsformen können als psychische Symptomatik oder Begleiterkrankung bei internistischen, neurologischen, orthopädischen, chirurgischen oder gynäkologischen Erkrankungen auftreten. Es besteht ein direkter Zusammenhang mit einer körperlichen Erkrankung.
Handelt es sich dabei um eine Erkrankung des Gehirns bzw. des Nervensystems, spricht man von *organischer* Depression. Ist die Depression Symptom einer außerhalb des Gehirns gelegenen körperlichen Erkrankung, spricht man von einer *somatischen* Depression.
Es gibt eine Reihe von körperlichen Erkrankungen, die mit depressiver Symptomatik einhergehen können: neurologische Erkrankungen (Demenz, Epilepsie, AIDS, Migräne, Hirn-

tumor, Parkinson-Erkrankung, zerebrale Durchblutungsstörungen), endokrine Krankheiten (Schilddrüsenstörungen), Infektionskrankheiten (TBC, AIDS, Lungenentzündung) und andere (Karzinome, Herz-Kreislauf-Erkrankungen, Nierenerkrankungen, Vitaminmangelkrankheiten). Auch bestimmte Medikamente können depressionsauslösend wirken, wobei am bekanntesten Medikamente gegen Bluthochdruck, z. B. Reserpin, sind.
Auch Antiepileptika, Neuroleptika, Hypnotika, Zytostatika zur Krebsbehandlung und Alkohol können u. a. zu Depressionen führen bzw. bei entsprechend disponierten Menschen Depressionen auslösen.

Weitere Krankheitsbilder

Klimakterische Depression
Früher wurde dafür auch der Begriff „Involutionsdepression" verwendet. Man versteht darunter eine depressive Erkrankung, die durch das erstmalige Auftreten im Rückbildungsalter (bei der Frau ab Beginn der Wechseljahre, beim Mann etwa zwischen dem 50. bis 65. Lebensjahr) charakteristisch ist.
Bei der so genannten klimakterischen Depression handelt es sich um eine Depression im Zeitraum der Wechseljahre, wenn neben den hormonellen Veränderungen während der Wechseljahre häufig psychische Veränderungen in der Partnerbeziehung, in der Beziehung zu den Kindern oder in der eigenen Lebenskonzeption zu bewältigen sind.

Selbstmordgefahr
Was Sie für sich und andere tun können

Depressive Menschen sind stark selbstmordgefährdet. Selbstmord erscheint einem Menschen, der das Leben unerträglich findet, als letzter Ausweg. Zwei Drittel aller Selbstmorde, die pro Jahr begangen werden, beruhen auf Depressionen. In manchen – jedoch selteneren Fällen – sind die Patienten durch die Krankheit dermaßen gestört, dass sie sich getrieben fühlen, nicht nur sich selbst, sondern auch andere umzubringen – erweiterter Suizid –, um ihnen die (vermeintliche) Qual des Lebens zu ersparen.

Wenn Sie die Symptome einer zunehmend depressiven Krankheit bei sich selbst erkennen, sollten Sie sofort einen Arzt aufsuchen. Scheuen Sie sich nicht, ihm Ihre Befürchtungen mitzuteilen. Wenn Sie die Symptome bei anderen feststellen, versuchen Sie, diese Menschen zu überreden, ärztliche Hilfe zu suchen.

Zu viele Kranke werden nur deshalb unheilbar krank, weil ihre Verwandten und Freunde die Warnsignale nicht richtig deuten oder wiederholte Selbstmorddrohungen ignorieren. Wenn ein Mitglied Ihrer Familie schwer angegriffen erscheint, versuchen Sie freundlich, aber bestimmt, diesen Menschen zu bewegen, einen Arzt aufzusuchen oder auch die „Telefon-Seelsorge" oder eine ähnliche Institution einzubeziehen. Selbstmorddrohungen sollten immer ernst genommen werden, auch wenn der Kranke solche Drohungen schon früher gemacht hat.

Wochenbettdepression

Die so genannte Wochenbettdepression ist eine depressive Erkrankung, die in den ersten sechs bis acht, am ehesten bereits in der ersten oder zweiten Woche nach der Entbindung auftritt. Hier spielen die körperlich-hormonellen Umstellungsvorgänge eine auslösende Rolle, bei den später beginnenden Depressionen nehmen auch psychische Faktoren an Bedeutung zu. Wesentlich sind vor allem Überforderung sowie Beziehungsstörungen: Aus einer intimen Zweierbeziehung wird eine Dreierbeziehung, in der das Kind dominiert und z. B. vom Mann / Vater als Störung der Zweierintimität, als zusätzliche Verantwortung, von der Frau / Mutter als Störung der Ordnung und Einschränkung individueller Freiheitsgrade empfunden werden kann.

Altersdepression

Als Altersdepression bezeichnet man eine depressive Störung im höheren Lebensalter. Jeder siebte bis achte Mensch jenseits des 65. Lebensjahrs leidet darunter. In Einrichtungen wie Alters- oder Altenpflegeheimen soll der Anteil sogar deutlich höher sein und bei 30 bis 40 Prozent liegen. Nicht die Demenzerkrankungen sind die häufigsten psychischen Störungen im höheren Lebensalter, sondern psychogene Störungen wie z. B. die lang dauernden depressiven Erkrankungen, die reaktiven Depressionen, die lang anhaltenden Trauerreaktionen.

Vernachlässigt man den Einfluss zusätzlicher körperlicher Störungen, so unterscheiden sich depressive Erkrankungen

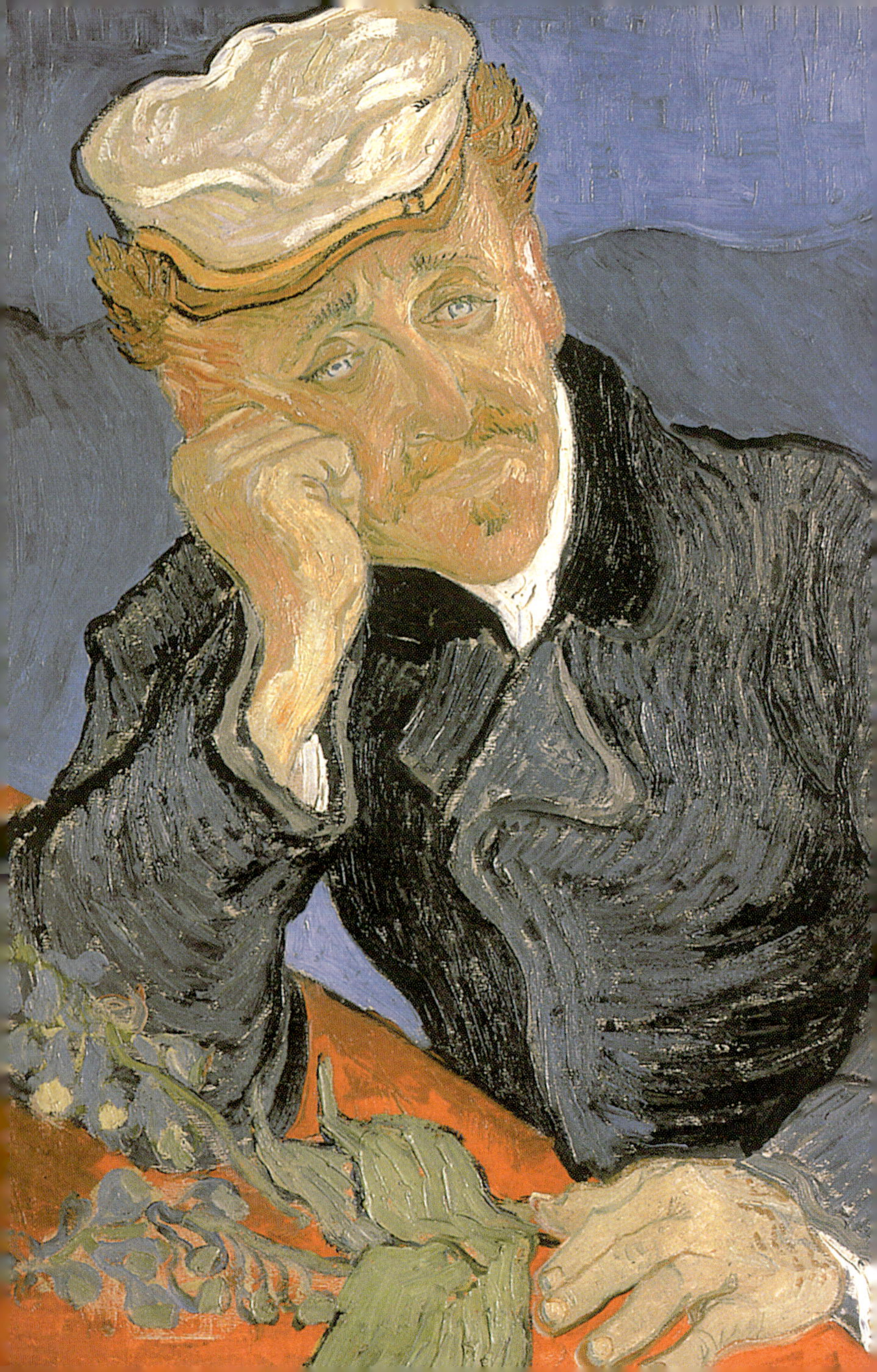

bei alten Menschen nur in wenigen Aspekten von solchen des mittleren oder jüngeren Lebensalters:
Bei alten Menschen ist die depressive Verstimmung häufig nicht sofort erkennbar. Heutige alte Menschen haben häufig noch gelernt, keine Gefühle zu zeigen, was in Aussagen wie „ein Indianer kennt keinen Schmerz" oder „ein Mann weint nicht" zum Ausdruck kommt. Zunächst werden eher Klagen über körperliche Beschwerden im Vordergrund stehen; erst auf Befragen wird von Freudlosigkeit oder Unfähigkeit, Gefühle wie z. B. Freude über Enkel zu empfinden, berichtet.
Bei alten depressiven Menschen löst die depressive Erkrankung häufig eine sehr viel größere Verunsicherung aus als bei jüngeren. Alte Menschen können ihre Einstellungen und Lebenskonzepte weniger rasch ändern, sie stellen häufiger die Sinnfrage – hat es überhaupt noch einen Sinn so weiter zu leben – und setzen sich mit Sterben und Tod sehr eindeutig und konkret auseinander, womit vor allem jüngere Therapeutinnen und Therapeuten dann ihre Probleme haben. Das Abschiednehmen von Vergangenem im Leben, von Wünschen, von Lebenskonzepten, von Ideen und Vorstellungen, die sich nicht verwirklichen ließen, auch die

Porträt Dr. Gachet, Gemälde von Vincent van Gogh aus dem Jahr 1890. Van Gogh sah in seinem Arzt zugleich seinen Doppelgänger. Der Maler glaubte, in ihm eine entmutigende Depression wahrzunehmen – der Hauptgrund, sich mit ihm zu identifizieren und sie in diesem Bild auszudrücken.

Wiederkehr von Beziehungsstörungen im Alter durch Abhängigkeit aufgrund körperlicher Einschränkungen, die neu entstehenden Abhängigkeiten von der jüngeren Generation, Gefühle von Abgeschobensein bzw. die ganz reale Erfahrung der Vereinsamung, der Isolation, auch des Überflüssigseins usw. sind Sorgen, Überlegungen, Denkinhalte Depressiver im höheren Lebensalter, mit denen man sich auseinander setzen muss.
Noch wird die Depression bei alten Menschen häufig nicht erkannt oder als vorzeitiger Hirnabbau fehldiagnostiziert. Oder die depressive Befindlichkeit erscheint als nicht veränderbarer Prozess, der – trotz des Leidens eines älteren Menschen – zum Alter gehören mag. Dass die Behandlung einer Depression auch im Alter möglich ist, dass auch alte Menschen Anspruch auf adäquate Behandlung ihrer Depression haben, ist erst in den letzten Jahren seit der Weiterentwicklung der Geriatrie und Gerontopsychiatrie deutlich geworden. Hier haben die psychotherapeutische und medikamentöse Behandlung in Kombination mit der Klärung der Lebenssituation und der Therapie der körperlichen Erkrankungen deutlich sichtbare Fortschritte gebracht.

Depression im Kindes- und Jugendalter
Ähnlich wie die Depression älterer Menschen einige typische Merkmale aufweist, gibt es auch bei Depressionen im Kindes- und Jugendalter einige Besonderheiten.
Ältere Schulkinder und Jugendliche zeigen ein dem depressiven Bild im mittleren Lebensalter sehr ähnliches Symptom-

muster mit Grübeln, Selbsttötungsgedanken, Minderwertigkeitsgefühlen und Bedrücktheit sowie Kopfdruck, während bei jüngeren Schulkindern auch Reizbarkeit, Unsicherheit, gestörtes Spielverhalten, Lernstörungen, gestörtes Sozialverhalten, nächtliches Einnässen und nächtliches ängstliches Aufschrecken, anfallartiges Schreien und Weinen beobachtet werden.

Bei Kleinkindern und Kindern im Vorschulalter stehen neben der Unruhe vor allem ein gestörtes Spielverhalten und anfallartiges Weinen und Schreien neben Schlaf- und Appetitstörungen im Vordergrund.

Sekundäre Depressionen

Grundsätzlich können Depressionen auch bei allen anderen psychischen und körperlichen Erkrankungen auftreten. Diese Krankheitsbilder werden dann als sekundäre Depression bezeichnet.

Bekannt sind die depressiven Verstimmungen bei chronisch Suchtkranken, die z. B. beim Alkoholkranken im Rückfall auch für die erhöhte Selbsttötungsgefahr als Ursache gelten. Nicht selten sind Depressionen auch Folge längerfristiger Angststörungen.

Dass Depressionen bei körperlichen Erkrankungen häufig auftreten können, zeigt sich immer wieder vor allem bei Tumorerkrankungen. Ein Drittel und mehr der Menschen mit Tumorerkrankungen weisen im Verlauf ihrer Krankheit depressive Verstimmungen auf, die für sich selbst behandlungsbedürftig werden können.

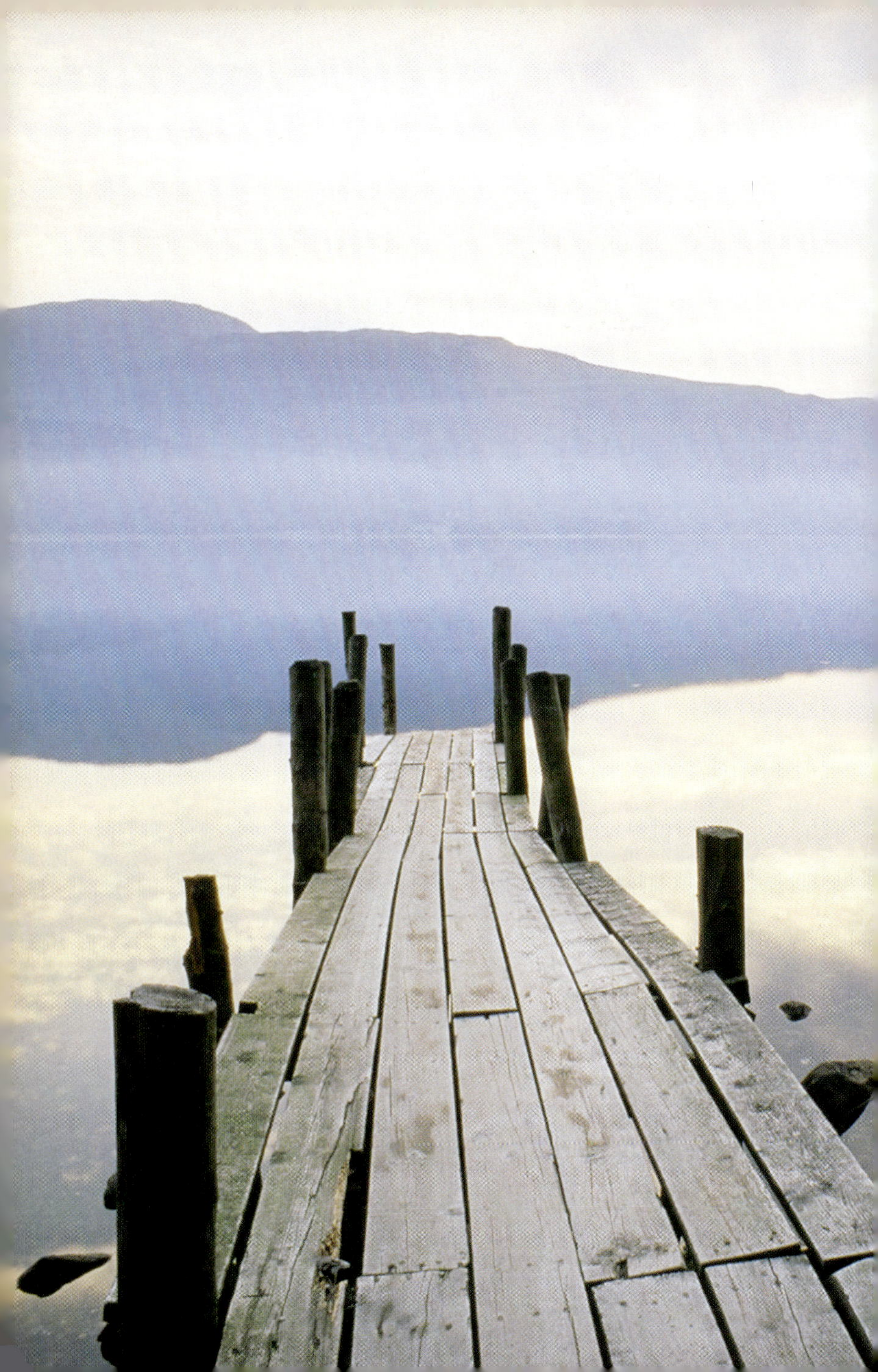

✓ Therapie und Prophylaxe

In diesem Kapitel werden verschiedene Behandlungsmöglichkeiten im Hinblick auf leichtere und schwere Depressionen anschaulich dargestellt: unterschiedliche Psychotherapiemethoden, das Spektrum der biologischen Therapie sowie – zur Prophylaxe – die Kenntnis der Risikofaktoren und der richtige Umgang mit Krisensituationen.

Psychotherapeutische Methoden

Die psychotherapeutische Behandlung ist Teil der Standardbehandlung, die heute jedem Depressiv-Kranken zukommen sollte. Allgemein versteht man unter Psychotherapie jedes Behandlungsverfahren, dessen therapeutische Wirkung auf Gespräch, Handlung und Beziehung zwischen Therapeut und Patient beruht. Dazu gehören je nach therapeutischer Methode (siehe Seite 52 ff.) in unterschiedlicher Gewichtung und Bedeutung Ratschläge, Überzeugung, Beeinflussung, Training von bestimmten Verhaltens-, Denk- und Erlebensweisen. Dieses Spektrum beinhaltet auch, Einsicht in die eigene Geschichte zu ermöglichen bzw. zu vermitteln, und Wiedererleben und Aufarbeiten alter Konflikte im „Hier und Jetzt" der therapeutischen Situation.
Bei einer Reihe von depressiven Patienten genügt bereits die fürsorgliche ärztliche Begleitung, die nach den Regeln des psychotherapeutischen Basisverhaltens auch vom vertrauten Hausarzt geleistet werden kann.
An eine methodische Psychotherapie sollte vor allem gedacht werden bei aktuellen Verlust- und Trauerproblemen,

Was hilft – Psychotherapie oder Medikamente?

Generell wird heute zur Behandlung von Depressionen eine stützende, begleitende und beratende Psychotherapie durchgeführt. Als Regel gilt ebenso, dass eine Depression, bei der unter Psychotherapie in nützlicher Frist, d.h. nach sechs bis acht Wochen, keine Besserung eintritt, medikamentös behandelt werden soll. Die Kombination von Psychotherapie und medikamentöser Therapie ist nicht routinemäßig angezeigt, sondern begründet sich aus dem Einzelfall. Mit Antidepressiva oder anderen Arten der biologischen Depressionstherapie (siehe Seite 63 ff.) werden alle schweren Depressionen behandelt, außerdem alle Depressionen, die durch Psychotherapie allein nicht gebessert werden können.

bei chronischer Verlustthematik, beim Gefühl von Lebensunfähigkeit und Lebensangst, bei erhöhter Selbstwertproblematik, bei einem aktuellen Trieb- oder Persönlichkeitsstruktur-Konflikt, bei auffällig depressivem Verhalten, bei Hilf- und Hoffnungslosigkeitseinstellung, die durch stützendes Umgehen der Angehörigen mit dem Kranken nicht auffangbar ist.

Ebenso ist sie angezeigt bei bereits längere Zeit bestehender bzw. wiederkehrender Depression – generell immer dann, wenn das Gefühl vorherrscht, der Patient „braucht" noch etwas, z. B. Zuwendung, Verständnis, Fachkompetenz, verlässliche regelmäßige Beziehung. Zur Behandlung Depressiv-Kranker werden heute im Wesentlichen drei unterschiedliche Psychotherapiemethoden angeboten:

- die tiefenpsychologisch-psychoanalytische Fokal- oder Kurztherapie,
- die Kognitive Verhaltenstherapie (KVT) und
- die Interpersonelle Psychotherapie (IPT).

Wenn Ärzte – Allgemeinärzte, Internisten, Gynäkologen oder Psychiater bzw. Nervenärzte – den Zusatztitel „Psychotherapie" auf ihrem Praxisschild ausweisen, bedeutet dies in der Regel, dass sie eine tiefenpsychologisch orientierte Psychotherapieausbildung abgeschlossen haben und zur Ausübung dieser Psychotherapie berechtigt sind. Kognitive Verhaltenstherapie (KVT) oder auch klassische Verhaltenstherapie wird in den meisten Fällen von Psychologen in eigener Praxis oder auch an entsprechend psychologischen Instituten angeboten und durchgeführt, da bereits im Psychologiestudium entsprechende theoretische Grundlagen gelegt werden.

Niedergelassene Psychotherapeuten mit ärztlicher oder psychologischer Grundausbildung arbeiten häufig mit niedergelassenen Psychiatern und Nervenärzten oder Ambulanzen von psychiatrischen Kliniken zusammen, die dann den medikamentösen Behandlungsteil (Näheres dazu siehe Seite 63 ff.) übernehmen. Heute haben immer mehr niedergelassene Psychiater gleichzeitig eine psychotherapeutische Qualifikation.

Die tiefenpsychologisch-psychoanalytische Fokaltherapie und die KVT sind dann angezeigt, wenn der Patient die Fähigkeit und Bereitschaft zur Selbstreflexion hat und weder Selbsttötungsgefahr noch depressive Wahnsymptome vorliegen.

Tiefenpsychologisch-psychoanalytische Fokaltherapie

Diese Form der Therapie geht von einem hohen Bedürfnis des Depressiven nach Zuwendung aus, einer erhöhten Verletzbarkeit des Selbstwertgefühls mit Tendenz zur Selbstentwertung, von einer auf gegenseitigen Nutzen ausgerichteten Beziehungsgestaltung mit Trennungsunfähigkeit und einer Einstellung von Hilflosigkeit und Ich-Insuffizienz. Hauptziel dieser tiefenpsychologisch orientierten Psychotherapie ist, den biografischen Bezug der vorhandenen Depression zur lebensgeschichtlichen Entwicklung aufzuhellen und zu bearbeiten. Dazu wird im Gespräch bis in die frühe Kindheit und Jugend zurückgegangen.

Außerdem werden aktuell kränkende Ereignisse, chronische Belastungen in bestehenden Beziehungen, im Umfeld und die derzeitige depressive Reaktion besprochen. Ein weiteres Ziel ist das Erkennen der eigenen Persönlichkeitsstruktur, z. B. Neigung zum Überperfektionismus, zur zwanghaften Übergenauigkeit, zu einer überhöhten Leistungsorientiertheit, zu überstarken Wünschen nach Zuwendung und Beziehung, Versorgung und Verständnis einerseits und andererseits die Tendenz, Aktivität, Eigenverantwortung, Umsetzung eigener Wünsche zu vermeiden usw.

In der Interaktion mit dem Therapeuten werden die Gefühle, die früher verdrängt, versteckt „im Keller" eingesperrt wurden, aktualisiert, und der Therapeut „bekommt sozusagen stellvertretend ab", was in der Kindheits- und Jugendentwicklung wichtige Bezugspersonen versäumt, falsch gemacht, am Patienten verbrochen haben – bzw. was dieser meint, was diese Bezugspersonen getan hätten.

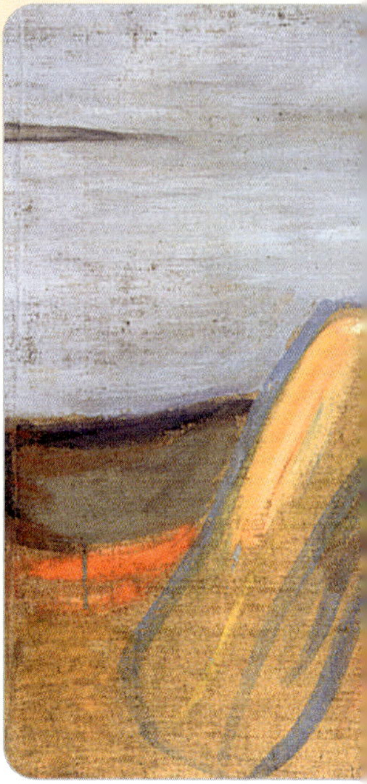

Diese Gefühle konzentrieren sich nun stellvertretend auf den Therapeuten – die Fachleute nennen das „Übertragung". Der Psychotherapeut versteht sich im Rahmen dieser Übertragung als Spiegel, als Deuter, als Interpret, als positive Bezugsperson des Patienten. Im Idealfall kommen damit frühe Traumatisierungen zu einer Lösung, zu einer Entspannung, zu einem Abschluss und zur „Vernarbung".

Kognitive Verhaltenstherapie (KVT)

Bei dieser Therapieform geht es in der Regel nicht um die Aufdeckung und Bearbeitung von seelischen Traumatisierungen in der bisherigen Biografie, sondern es geht um die Analyse der aktuellen Situation.

Der Therapeut arbeitet dabei vielfach mit so genannten „Hausaufgaben", bei denen z. B. ganz konkret aufgeschrieben wird, welche Emotionen bei welcher Aktivität ausge-

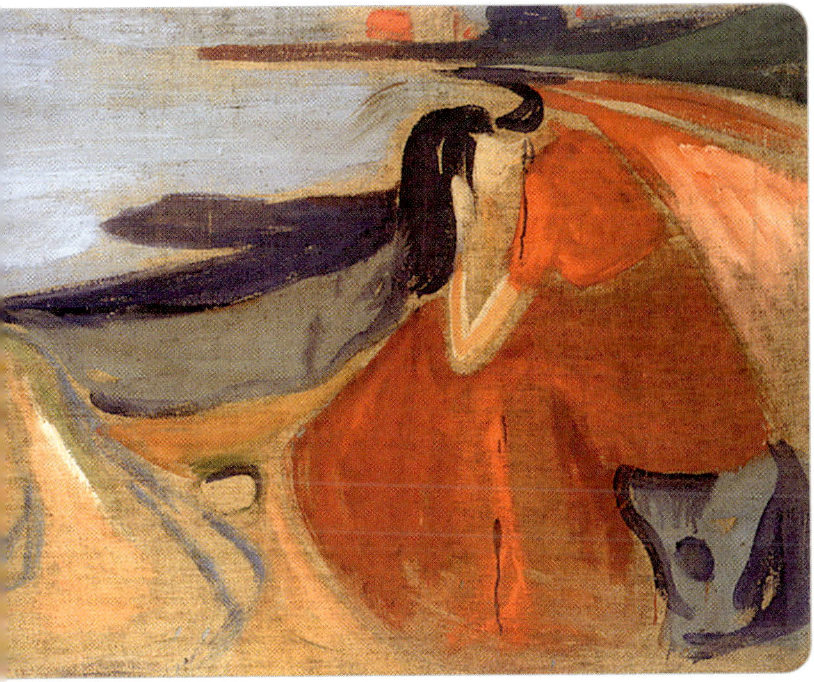

Edvard Munchs *Melancholie*, 1906 / 07. Die Figur der rot gekleideten „Melancholie" verkörpert introvertierten Schmerz und Traurigkeit, gespiegelt in der norwegischen Fjordlandschaft.

löst werden. Außerdem wird angestrebt, angenehme Erfahrungen durch Erhöhung der Häufigkeit von angenehmen Aktivitäten zu verbessern. Ferner gehören zur KVT Kommunikationsübungen, Rollenspiele, das Entdecken der eigenen falschen Vorstellungen über sich selbst und die Überprüfung dieser Annahmen an der Realität – einschließlich der konkreten Erprobung im Alltag.

Diese Psychotherapieform erfordert eine gewisse Bereitschaft des Patienten, über sich selbst, seine Lebensgeschichte und das, was er fühlt, denkt und tut, nachzudenken, zu reden und – so weit wie möglich – Veränderungen einzuleiten oder auch zu akzeptieren, was gegeben ist, „sich damit abzufinden". Dazu ein Beispiel:
Man kann sein Leben lang darüber jammern, dass man aufgrund einer falschen Einschätzung seiner Eltern nicht studieren durfte und heute in einem nichtakademischen Beruf arbeitet. Man kann sich aber auch damit abfinden und irgendwann anfangen, sich zu überlegen, wie man dennoch das Beste aus dieser Situation macht und sich z. B. klar machen, wie viel Sicherheit doch dieser Job im Beamtenverhältnis heutzutage mit sich bringt. Übertragen auf den depressiven Menschen bedeutet dies,

- dass seelische Wunden, die durch falsches Verhalten von Bezugspersonen entstanden sind, irgendwann vernarben müssen,
- dass unerfüllte Wünsche im Leben irgendwann einmal als nicht mehr erreichbar abgeschlossen werden müssen und dass man mit diesem Defizit leben muss,
- dass man nicht ständig in die Vergangenheit sieht und mit seinem Denken und Befinden nicht auf der erlittenen Kränkung / Verletzung verharrt, denn
- das lähmt, verbittert – und verbittert auf Dauer auch Partner und das sonstige soziale Umfeld.

Auch Depressive müssen verzeihen können, selbst wenn ihnen das besonders schwer fällt.

Ziele der kognitiven Verhaltenstherapie

Durch diese Therapie soll der Kranke lernen, seine soziale Kompetenz, seine Kommunikations- und Beziehungsfähigkeit zu verbessern, um so auch von seinem privaten und beruflichen Umfeld ein positiveres Feedback zu erfahren.
Der Depressive soll außerdem durch diese Therapiemethode in die Lage versetzt werden, verstärkt Angenehmes für sich zu entdecken, negative Gedanken sofort kritisch zu überprüfen und Irreales sofort zu erkennen. Generell soll der Kranke durch diese Therapiemethode eine positivere Einstellung zu sich selbst gewinnen.

Interpersonelle Psychotherapie (IPT)

Die IPT wurde als Kurzzeittherapie mit 12 bis 20 Sitzungen konzipiert und basiert im Wesentlichen darauf, dass Depressionen durch verschiedene Faktoren wie erhöhte seelische Anfälligkeit, Persönlichkeitsmerkmale, Verlusterlebnisse verursacht sein können. Unabhängig von den Ursachen werden Depressionen dabei stets in einem psychosozialen und interpersonellen Zusammenhang (Kontext) gesehen. Das Verstehen und Bearbeiten diese Kontextes wird als entscheidend für den Rückgang und die Prävention der Krankheit gesehen.
Belastende Lebensereignisse, z. B. der Tod eines Angehörigen oder lange anhaltende Einsamkeit, können zum Auftreten depressiver Symptome führen, und umgekehrt kann die Depression zur Auslösung und / oder Aufrechterhaltung

interpersoneller Probleme führen. In mehreren Studien konnte nachgewiesen werden, dass die IPT eine sehr wirksame Depressionstherapie ist.
Der therapeutische Prozess gliedert sich in drei Abschnitte, die jeweils einen unterschiedlichen Schwerpunkt und eine für die Behandlung der depressiven Störung unterschiedliche Funktion aufweisen: In der Anfangsphase (ein bis drei Sitzungen) sind die Hauptziele die Informationsgewinnung für den Therapeuten, die Aufklärung des Patienten über die Art seiner Erkrankung und die Behandlungsmöglichkeiten, die Entlastung des Patienten von Schuldgefühlen, tatsächlichen oder vermeintlichen sozialen Verpflichtungen, durch Zuschreibung der „Krankenrolle“ und die Vermittlung von Hoffnung und Akzeptanz der Erkrankung.
In dieser ersten Phase erfolgt außerdem durch Befragung die Erforschung und Identifizierung relevanter interpersoneller Problembereiche durch eine „Beziehungsanalyse“. Das bedeutet für den Patienten, dass ihm geholfen wird, Zusammenhänge zwischen seinen Beschwerden und interpersonellen Problemen zu erkennen. Hieraus wird das so genannte Therapierational abgeleitet und vermittelt. Die Anfangsphase wird abgeschlossen, indem der Hauptproblembereich und die Therapieziele definiert werden. Therapeut und Patient einigen sich in einem Behandlungsvertrag auf einen – maximal zwei – von vier Bereichen, die aufgrund klinischer Beobachtung am häufigsten als depressionsassoziiert gesehen werden:

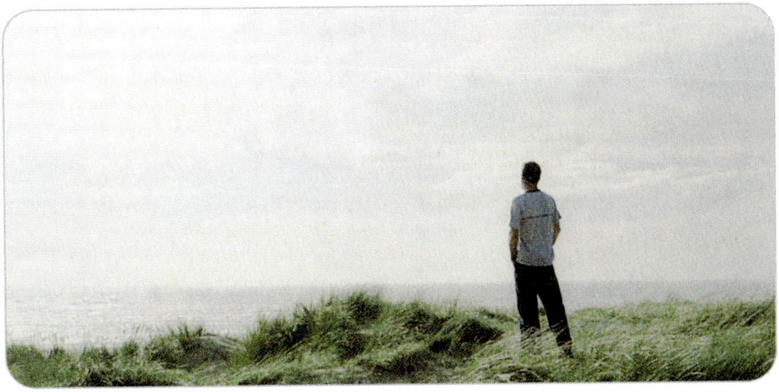

Auch die Kräfte der Natur können bewirken, das Verharren in der Trauer zu überwinden und einen neuen Anfang zu finden.

- *Abnorme Trauer*
  Darunter werden Reaktionen verstanden, die aus der Unfähigkeit entstehen, die verschiedenen Phasen eines Trauerprozesses zu durchlaufen. Dabei kann es sich um vermiedene, chronische oder traumatische Trauerreaktionen handeln. Der Bindungsstil des Betroffenen sowie eine erhöhte Anfälligkeit für Depressionen sind hier entscheidende Auslöser.
- *Interpersonelle Auseinandersetzungen*
  Meistens handelt es sich um lange andauernde offene, aber auch verdeckte Konflikte mit dem Ehepartner, anderen Angehörigen oder Freunden. Bei älteren Menschen spielen die größere Abhängigkeit von anderen Menschen, z. B. die Kinder und andere Bezugspersonen, aber auch unerfüllte Versorgungswünsche gegenüber Angehörigen eine besonders große Rolle.

- *Rollenwechsel*
  Darunter werden Schwierigkeiten beim Aufgeben einer alten oder Übernahme einer neuen sozialen Rolle verstanden, z. B. Mutterschaft, Arbeitslosigkeit, Trennung, Verrentung. Tief greifende Veränderungen in der Lebenssituation werden nur unzureichend bewältigt, die mit einer Minderung des Selbstwertgefühls verbunden sind.
- *Vereinsamung und Isolation – interpersonelle Defizite*
  Interpersonelle Defizite werden fokussiert, wenn der Patient in seiner Vorgeschichte gestörte, nicht tragende zwischenmenschliche Beziehungen aufweist und dadurch sozial verarmt ist. Diese Patienten sind im Allgemeinen schwerer gestört als Patienten mit anderen Problemen. Bei älteren Patienten achtet der Therapeut darauf, dass Einsamkeit nicht nur ein interpersonelles Defizit, sondern auch ein realistisches Altersproblem im Rahmen eines Rollenwechsels sein kann.

Aus den vier Problembereichen sollen wie gesagt höchstens zwei ausgewählt werden, die mit der Depression in einem Zusammenhang stehen. Als wesentliches Ziel gilt, dass der Patient einen deutlichen Zusammenhang zwischen seinen Beschwerden und interpersonellen Belastungen sieht. In einem schriftlich oder mündlich gefassten Behandlungsvertrag werden realistische Therapieziele formuliert.
In der mittleren Behandlungsphase wird in den jeweiligen Sitzungen der vereinbarte Fokus bearbeitet, der mit der aktuellen depressiven Episode in einem engen Zusammenhang steht.

Therapeutische Vorgehensweisen

Abnorme Trauer: Eine genaue Analyse gibt Aufschluss darüber, wie die abnorme Trauer im Einzelnen vollzogen wird. Daraus resultieren entsprechende Behandlungsstrategien. So besteht z. B. bei *chronifizierten Trauerreaktionen* das therapeutische Hauptziel darin, sich aus der starken emotionalen Bindung zu dem Verstorbenen zu lösen und das „Verharren in der Trauer" aufzugeben.

Interpersonelle Auseinandersetzungen: Der Konflikt wird zunächst analysiert und dadurch wird geklärt, welche unterschiedlichen Wünsche und Erwartungen zum Konflikt beigetragen haben. Ein erfahrener Therapeut wird in diesem Klärungsprozess Angehörige einbeziehen. Hauptziel ist, einen verbindlichen Plan zu erarbeiten, um die gestörte Kommunikation zu verändern.

Rollenwechsel: Hat jemand z. B. einen Herzinfarkt oder einen Schlaganfall erlitten und steht seine Depression in unmittelbaren Zusammenhang mit dieser Erkrankung, weil er die Rolle der Arbeitsunfähigkeit nicht akzeptiert und mit seinem Schicksal hadert, soll er mit der Hilfe des Therapeuten ermutigt werden, die *neue Rolle* zu akzeptieren und das Beste aus der jetzigen Situation zu machen.

Interpersonelle Defizite: Steht die Erkrankung im Zusammenhang mit *interpersonellen Defiziten* und dadurch hervorgerufene Einsamkeit und Isolation, wird der Therapeut den Patienten zur Aufnahme neuer Beziehungen ermutigen, anleiten und ihn dabei entsprechend unterstützen.

Das generelle Therapieziel bei allen Problembereichen besteht darin, soziale Unterstützung für den Patienten zugänglich zu machen und die eigenen interpersonellen Fähigkeiten zu verbessern. Das therapeutische Vorgehen ist dabei aktiv, unterstützend und ermutigend.
In den letzten zwei bis drei Sitzungen vor Therapieende – Beendigungsphase – wird der Abschluss der Behandlung als Trauer- und Abschiedsprozess bearbeitet. Der Patient erhält dadurch die Möglichkeit, die mit dem Therapieende verbundenen Gefühle auszudrücken. Außerdem erfolgt ein Rückblick über die im Rahmen der Therapie erreichten Fortschritte sowie eine Thematisierung noch verbesserungsfähiger Bereiche. In diesem Zusammenhang werden ggf. psychotherapeutische Maßnahmen, z.B. IPT-Erhaltungstherapie in Form von einigen Sitzungen für die Dauer von ein bis zwei Jahren sowie die Verbesserung der Rückfallprophylaxe besprochen.
Die Popularität der IPT ist u.a. darauf zurückzuführen, dass das Therapieergebnis in sehr günstiger Relation zum Therapieaufwand steht. Sie ist aufgrund ihrer einfachen Strukturierung leichter zu erlernen als beispielsweise die kognitive Verhaltenstherapie und lässt sich in der alltäglichen klinischen Arbeit breiter einsetzen. Von den Autorinnen und Mitarbeiterinnen der Arbeitsgruppe Interpersonelle Psychotherapie an der Abteilung für Psychiatrie und Psychotherapie der Universitätsklinik Freiburg wurden in den letzten Jahren einige klinische Zentren im Rahmen didaktischer Seminare mit der Durchführung der IPT vertraut gemacht.

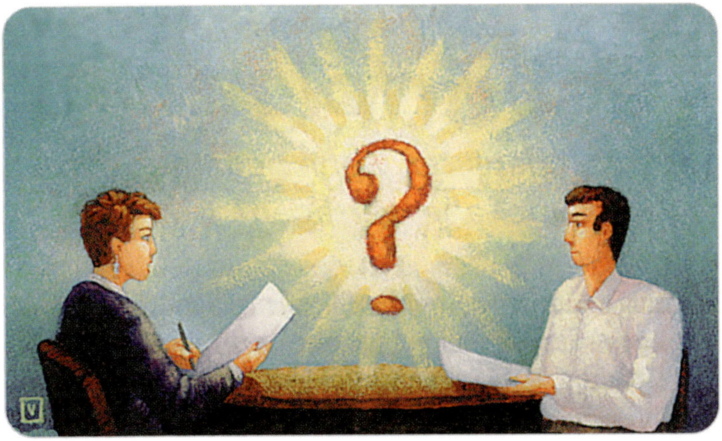

Psychotherapeutische Beratung. Was kann die Patientin / der Patient tun, was führt aus der Depression?

Biologische Therapiemaßnahmen

Heute gilt als generelle Richtlinie, dass eine Depression, die sich unter Psychotherapie in nützlicher Frist, d.h. nach ca. sechs bis acht Wochen, nicht bessert, zusätzlich biologisch behandelt wird: mit Medikamenten und / oder mithilfe weiterer biologischer Maßnahmen.

Medikamentöse Behandlung

Diese Form der Therapie erfolgt durch so genannte Antidepressiva. Das sind wirksame Medikamente gegen Depressionen, die unterschiedlich stark stimmungsaufhellend und dazu antriebssteigernd oder antriebsdämpfend wirken (siehe

Seite 65). Sie können den Leidensdruck lindern und ermöglichen oft den Einstieg in psychotherapeutische Gespräche. Die Ursache der Depression können die Medikamente aber nicht „heilen" – eine Tatsache, die häufig übersehen wird. Eine medikamentöse Behandlung ohne psychotherapeutische Betreuung wäre deshalb ein schwerer ärztlicher Fehler. Antidepressiva beeinflussen Depressionen auf biologische Art. Biochemisch erleichtern alle Antidepressiva die Übertragungsfunktionen im Gehirn. Man nimmt an, dass die antidepressive Wirkung durch diese Effekte vermittelt wird. Ein Teil der Antidepressiva erhöht die Transmitterkonzentration im synaptischen Spalt der Nervenzellen durch Wiederaufnahmehemmung, was den wichtigsten Inaktivierungsmechanismus der Transmittoren darstellt. Andere erhöhen die Ausschüttung von Transmittoren durch Hemmung der präsynaptischen Rezeptoren, die die Beendigung des Ausschüttungsprozesses vermitteln. Wieder andere hemmen den Transmitterabbau durch Blockierung der Monoaminooxidase (MAO).
Befragungen zufolge befürworten heute über 80 Prozent aller Bundesbürger – und in unseren Nachbarländern Österreich und Schweiz ist es ähnlich – generell pflanzliche Arzneimittel. Das gilt auch für die Depressionsbehandlung. Hilft also auch Pflanzliches gegen Depressionen?
Johanniskrautextrakt ist als antidepressiv wirkend anzusehen. Wissenschaftlich abgesichert ist diese antidepressive Wirkung von Johanniskrautextrakt bislang jedoch nur bei leichten bis mittelschweren Depressionen.

Die Wirkung eines Antidepressivums auf einen Blick

- Wirkung gegen das depressive Gesamtsyndrom
- Fortschreitende Zustandsverbesserung
- Erfolg in rund zwei Dritteln der Fälle bei Erstbehandlung
- Alle Depressionen können mit modernen und nebenwirkungsärmeren Medikamenten behandelt werden.

Johanniskraut enthält eine Mischung aus ätherischen Ölen, die u.a. Hypericin beinhaltet, das die antidepressive Wirkung auslöst. Hypericin wiederum ist ein Gemisch verschiedener Inhaltsstoffe. Welcher von diesen Inhaltsstoffen die antidepressive Wirkung auslöst und über welchen Wirkmechanismus, ist noch nicht geklärt. Als wahrscheinlich gilt, dass Hypericin u. a. die Wiederaufnahme von Serotonin hemmt und die Serotonin-Rezeptoren selbst beeinflusst. Eine MAO-Hemmung wird ebenfalls vermutet. Das bedeutet, dass diese Mittel Einfluss auf die Botenstoffe des Nervensystems nehmen.
Die tägliche Dosis bei ambulanter Therapie mit Johanniskrautpräparaten sollte nicht unter 900 mg Extrakt liegen. Es sind auch wesentlich höhere Dosierungen bis 1800 mg üblich.
Heute befindet sich eine große Zahl von synthetischen Antidepressiva auf dem Markt. Die Wirkstoffe unterscheiden sich hinsichtlich biochemischer Effekte, sie wirken klinisch jedoch in vieler Beziehung gleich, und zwar insofern, als alle

Antidepressiva gegen das depressive Gesamtsyndrom und nicht gegen einzelne Depressionssymptome wirken. Etwa zwei Drittel der erstbehandelten Patienten sprechen auf das Antidepressivum an. Die Besserung tritt meistens progressiv vom Behandlungsbeginn an im Lauf von Wochen ein. Es kann aber zwei bis drei Wochen dauern, bis der Patient die Zustandsbesserung auch subjektiv wahrnimmt.

Was die Auswahl eines Antidepressivums betrifft, so verzichtet man heute auf die älteren und nebenwirkungsreicheren Medikamente und bevorzugt wegen ihrer besseren Verträglichkeit moderne Antidepressiva, die nebenwirkungsärmer sind.

Patienten, die bereits auf einen Wirkstoff gut ansprachen, wird der Arzt das gleiche Präparat wieder verordnen. Wenn depressive Verwandte mit einem Antidepressivum erfolgreich behandelt wurden, ist die Ansprechenswahrscheinlichkeit für diesen Wirkstoff auch beim Patienten erhöht.

In bestimmten Situationen kann es von Vorteil sein, dass der Arzt ein sedierendes (dämpfendes) Antidepressivum verordnet. Dies gilt vor allem für sehr schwere Depressionen, bei denen man eine rasche Erleichterung von belastenden Symptomen erzielen möchte.

Hier bietet sich z.B. Mirtazapin an, das bereits initial eine Verbesserung von Schlaf und Angst bewirkt. Zudem bestehen Hinweise darauf, dass Wirkstoffe mit dualer biochemischer Wirkung bei sehr schweren Depressionen eine etwas überlegene Effizienz aufweisen. Letzteres gilt auch besonders für Venlafaxin.

Eine Alternative sedierender Substanz zu Mirtazapin ist Nefazodon, wobei sein sedierender Effekt schwächer ist. Nefazodon bewirkt im Gegensatz zu Mirtazapin keine Gewichtssteigerung. Ein Nachteil ist die Notwendigkeit der progressiven Dosissteigerung.
Einen sedierenden Wirkstoff wird der Arzt grundsätzlich nicht als Erstbehandlung einsetzen, wenn der Patient schon unter Müdigkeit leidet. Wohl aber kommt die Verwendung bei Therapieresistenz in Frage.
Reboxetin wurde als Antidepressivum neu eingeführt, aber seine Position in der Depressionstherapie ist noch nicht genau definiert. Dennoch gehört es unter den modernen Antidepressiva zur ersten Wahl. Es bestehen Hinweise darauf, dass Reboxetin Apathie und sozialen Rückzug depressiver Patienten günstig beeinflusst.
Die medikamentöse Behandlung beginnt im Allgemeinen niedrig dosiert. Wird die Anfangs- (Initialdosis) nicht toleriert, reduziert der Arzt in der Regel die Dosis auf die Hälfte und behält dies einige Tage bei. Ansonsten wird die Initialdosis erhöht, sobald der Patient diese problemlos verträgt. Ambulante Patienten werden in der ersten Phase der Behandlung engmaschig betreut, z. B. am zweiten Behandlungstag mit einer kurzen telefonischen Kontaktaufnahme sowie einer Arztvisite nach sieben Tagen.
Zur Frage, wie lange eine medikamentöse Behandlung mit Antidepressiva, die nicht eindeutig effizient ist, fortgeführt werden soll, gehen die Meinungen auseinander. In den meisten Antidepressivastudien betrug die Behandlungs-

dauer sechs Wochen, und oft wird diese Behandlungsdauer für die Praxis empfohlen, bevor man den Wirkstoff wechselt. Allerdings zeigt sich, dass die meisten Patienten, die auf einen Wirkstoff ansprechen, bereits rasch eine Zustandsbesserung erfahren, und dass ein positiver Effekt mit zunehmender Dauer der erfolglosen Behandlung unwahrscheinlicher wird. Empirische Studien belegen, dass der beste Vorhersagewert des definitiven Ansprechens eine Besserung der Depression in den ersten zehn Tagen ist.
Aus diesem Grund halten es die Ärzte für gerechtfertigt, das erste Antidepressivum schon nach drei bis vier Wochen, wenn es 10 bis 14 Tage davon im hohen Dosisbereich gegeben wurde, zu wechseln. Dabei wählen sie als Zweitbehandlung vorzugsweise einen Wirkstoff mit anderem biochemischen Mechanismus.
Außer der medikamentösen Behandlung gibt es weitere biologische Behandlungsverfahren, die mit Erfolg eingesetzt werden. Sie reichen von der Elektrokrampfbehandlung über Lichttherapie bis hin zu Schlafphasenverlagerungen und Bewegung als Therapie.

Elektrokrampftherapie (EKT)

Diese Behandlungsmethode ist in der Öffentlichkeit unter der irreführenden Bezeichnung „Elektroschockbehandlung" völlig zu Unrecht in Verruf geraten. Sie ist nämlich weder eine wissenschaftlich verbrämte Folter, noch kann sie mit nationalsozialistischer Psychiatrie in Verbindung gebracht werden, sondern ist seit vielen Jahren unverzichtbar bei der

Indikationen für eine Elektrokrampftherapie (EKT)

Eine Elektrokrampftherapie ist angezeigt,

- wenn eine Depression und ihre Symptome für den Patienten lebensgefährlich werden, z. B. durch Nahrungsverweigerung des Kranken,
- wenn sich schwere Depressionen durch eine medikamentöse Therapie nicht bessern, und zwar auch dann nicht bessern, nachdem unterschiedliche Wirkstoffe eingesetzt worden waren,
- wenn langwierige und wahnhafte Depressionen vorliegen,
- wenn ein Patient mit dieser Therapiemethode bereits gute Erfahrungen gemacht hat und sie deshalb wieder wünscht.

Verzichtet werden sollte jedoch auf eine EKT, wenn akute Herz-Kreislauf-Erkrankungen, eine zurückliegende Hirnblutung, eine Thrombose, Blutgerinnungsstörungen und eine Netzhautablösung bestehen.

Behandlung lebensbedrohlicher und schwerer Depressionen, die auf kein Medikament und keine andere Therapie ansprechen.

Die EKT ist eine Behandlung mit elektrischem Strom und besteht im Wesentlichen darin, dass unter Vollnarkose bestimmte Hirnareale mit elektrischem Strom durchflutet werden. Durch die EKT werden folgende Veränderungen erreicht:

- Die Hirndurchblutung wird verstärkt, was zu einer antidepressiven Wirkung führen kann.

- Außerdem tritt eine verstärkte Freisetzung körpereigener Eiweißstoffe im Gehirn ein, denen beruhigende Wirkungen zugeschrieben werden.
- Mithilfe der EKT werden einige Hormone verstärkt ausgeschüttet, was eine antidepressive Wirkung zur Folge hat.
- Es erhöht sich außerdem die Dichte der Rezeptoren im Gehirn für einige an der Depression beteiligten Neurotransmitter.

Diese Therapie besteht aus insgesamt sechs bis zwölf Behandlungen. Im Lauf der Therapie können Merkfähigkeitsstörungen auftreten, die jedoch innerhalb weniger Wochen nach Beendigung der Therapie wieder abklingen.
Aufgrund der guten Behandlungserfolge hat seit einigen Jahren auch eine rege wissenschaftliche Forschung eingesetzt, nachdem in den USA die EKT schon lange die Behandlung der ersten Wahl bei schweren und lebensbedrohlichen Depressionen ist, oder wenn für die Therapie mit Medikamenten zu große Risiken bestehen.

Lichttherapie

Ihr Hauptanwendungsgebiet ist die saisonal abhängige Depression oder die so genannte „Winterdepression", eine Unterform depressiver Erkrankungen, die eng an die Jahreszeit gebunden ist. Von den nichtsaisonalen Depressionen bessern sich zum Teil chronische Depressionen mit Symptomverstärkung im Herbst und Winter, kaum aber die anderen Depressionen.

Bei der Anwendung der Lichttherapie verbringt der Patient täglich eine halbe Stunde vor einer starken Lichtquelle von etwa 10 000 Lux. Die Lichttherapie wird am Morgen nach dem Aufstehen durchgeführt. Der therapeutische Effekt setzt nach etwa drei Tagen ein und ist nach zwei Wochen voll vorhanden. Mindestens zwei Drittel der saisonal Depressiven sprechen auf die Behandlung an. Bei Therapieresistenz verlängert der behandelnde Therapeut die morgendliche Sitzungsdauer auf eine Stunde. Es kann auch eine Behandlung am Abend versucht werden.
Nach erfolgter Stimmungsaufhellung kann die Sitzungsfrequenz vermindert werden. Ernsthafte Nebenwirkungen sind nicht bekannt. Eine augenärztliche Ausgangsuntersuchung ist im Sinne der Sicherheit für Patient und Arzt empfehlenswert. Eine solche Untersuchung ist unerlässlich bei einer Anamnese von Augenerkrankungen sowie bei gleichzeitiger Gabe von potenziell fotosensibilisierenden Medikamenten wie Phenothiazinen sowie von Lithium.

Schlafphasenverlagerung

Diese Methode kommt in der Regel als Ergänzung zur medikamentösen Behandlung in Frage und wird fachsprachlich als *Schlafentzug* bezeichnet.
Die Schlafphasenverlagerung bzw. der Schlafentzug beruht auf der Erkenntnis, dass die Mehrzahl der depressiven Patienten nach einer durchwachten Nacht eine Stimmungsaufhellung erleben. Der Patient darf bis zum folgenden Abend nicht schlafen. Die Besserung kann sofort oder erst

Varianten des Schlafentzugs

Teilweiser Schlafentzug

- Zubettgehen zu üblicher Zeit (gegen 22.00 Uhr).
- Aufstehen nach etwa dreieinhalb Stunden.
- Wachbleiben bis zum folgenden Abend.
- Zweite Nacht normal schlafen.
- Wiederholen des teilweisen Schlafentzugs in der dritten oder vierten Nacht; später Durchführung bei Bedarf ein- bis zweimal pro Woche.

Totaler Schlafentzug

- Alternative zum teilweisen Schlafentzug, insbesondere bei ungenügender Wirkung des teilweisen Schlafentzugs.
- Eine Nacht voll durchwachen, nicht schlafen bis zum Abend; bei Müdigkeit spazieren gehen oder eine kalte Dusche nehmen.

Totaler Schlafentzug mit Schlafphasenvorverlagerung

- Kommt in Frage, wenn der totale Schlafentzug eine Zustandsverbesserung brachte. Kann bewirken, dass der positive Effekt aufrecht erhalten bleibt.
- Am selben Tag nach dem Schlafentzug Schlafdauer von 17.00–24.00 Uhr, am nächsten Tag Verschiebung auf 18.00–1.00 Uhr, jeden weiteren Tag Verschiebung um eine Stunde, bis nach einer Woche die normale Schlafzeit wieder erreicht ist.

am nächsten Tag eintreten. Häufig ist der Effekt nicht anhaltend und verschwindet teilweise oder ganz nach der folgenden, schlafend zugebrachten Nacht.
Wiederholter Schlafentzug kann jedoch zu einer anhaltenden Zustandsverbesserung führen. Es hat sich gezeigt, dass partieller Schlafentzug in der zweiten Hälfte der Nacht oft gleich wirksam ist wie der totale. Ein praktisch zu empfehlendes Vorgehen besteht in der Durchführung dreier partieller Schlafentzüge mit Pausen von jeweils ein bis zwei Tagen. Auch bei Nichtansprechen auf den ersten Schlafentzug kann ein weiterer Schlafentzug erfolgreich sein. Eine neue Variante ist der Schlafentzug mit anschließender Schlafphasenvorverlagerung (siehe Infobox Seite 72).

Bewegung als Therapie

Viele kennen die angenehme Wirkung sportlicher Aktivität und wissen, wie gut man sich körperlich und seelisch nach einem schweißtreibenden Training fühlt.
Körperliche Aktivität zu entwickeln fällt zwar Menschen in der Depression besonders schwer, aber wenn im Leben bis zur Depression körperliche Aktivität eine große Rolle spielte und man daran gewöhnt ist, Sport zu treiben, kann man – wenn auch vermindert – bei leichter bis mittlerer Depression diese Gewohnheit fortsetzen. Es wird dem Betreffenden leichter gelingen, die depressive Hemmung zu überwinden, auch wenn die Freude an sportlicher Betätigung nicht so recht aufkommen will. Hier liegt dann auch die Auf-

gabe für Angehörige, Freundinnen und Freunde. Holen Sie Ihren Freund oder Ihre Freundin weiterhin zum Lauftreff oder zu anderen sportlichen Aktivitäten ab, auch wenn die Betreffenden in ihrer Depression wenig sprechen und eigentlich keine Lust haben. Motivieren Sie Ihre Partnerin / Ihren Partner, wie gewohnt mit Ihnen zu joggen, auch wenn sie / er dabei vielleicht völlig abwesend wirkt.
Weitaus schwieriger ist es, Depressive zu körperlicher Aktivität hinzuführen, in deren Leben Bewegung bisher kaum eine Rolle spielte. Die Aufforderung dazu wird zu einem der vielen guten Ratschläge, die sie in ihrer Depression doch nicht befolgen können. Hier sind Angehörige, Freundinnen und Freunde oft überfordert. Viele depressive Menschen brauchen deshalb die Unterstützung eines Bewegungstherapeuten, der ihnen hilft, die depressive Antriebslosigkeit, das Gefühl der Sinnlosigkeit, die Müdigkeit und Lethargie zu überwinden.
In der Bewegungstherapie lernen Depressive nach und nach wieder, Freude an der Bewegung zu empfinden, und nehmen ihren eigenen Körper wieder bewusst wahr. In vielen Kliniken, die depressive Störungen behandeln, gehören sportliche Aktivitäten deshalb unverzichtbar zum Therapieplan.

Prophylaxe

Ob durch Psychotherapie oder andere Maßnahmen ein gewisser *prophylaktischer Effekt gegen weitere Depressionen* bewirkt werden kann, ist eine der wichtigsten Fragen.

Auch wenn es schwer fällt – bewegen Sie sich!

- Wer bisher Sport getrieben hat, sollte ihn wie ein Ritual beibehalten – auch wenn dies viel Überwindung kostet.
- Wer bisher ein Bewegungsmuffel war, erhält therapeutisch hilfreiche Anleitungen bei einem Bewegungstherapeuten.
- Grundsätzlich gilt: Aktivität ist stets besser als Passivität. Laufen oder flottes Gehen helfen Depressiven daher mehr als Massagen.
- Auch nach dem Abklingen der Depression sollte die regelmäßige ausdauersportliche Aktivität beibehalten werden.

Die psychotherapeutischen Methoden und Strategien sollen ja bewirken, dass die Patienten effektivere Bewältigungsmechanismen zur Meisterung ihres Lebens entwickeln, was zur Vermeidung weiterer Depressionen hilfreich ist.
In einer umfassenden Studie an jungen Erwachsenen, der so genannten Zürich-Studie, wurden auch belastende Lebensereignisse in den vergangenen zwölf Monaten erfasst. In allen depressiven Gruppen fanden sich deutlich erhöhte Werte, was dafür spricht, dass belastende Lebensereignisse Depressionen oft vorangehen und klinische Bedeutung haben können (Angst, persönliche Mitteilung). Deren bessere Bewältigung wirkt mit großer Wahrscheinlichkeit schützend gegen die Entwicklung weiterer Depressionen.

Es gibt weder theoretisch noch empirisch Hinweise dafür, dass die Behandlung einer depressiven Episode mit Antidepressiva nach Absetzen der Medikation den weiteren Verlauf in irgendeiner Weise beeinflussen könnte. In einigen Verlaufsstudien konnten bei Patienten, die mit Psychotherapie allein oder kombiniert mit Antidepressiva behandelt wurden, weitaus andauerndere therapeutische Effekte nachgewiesen werden als bei Patienten, die nur mit Antidepressiva behandelt wurden.

Von ganz besonderem Interesse ist schließlich die Frage, ob nach Abklingen einer Depression durch Weiterbehandlung mit Pharmakotherapie, mit Psychotherapie oder einer Kombination davon prophylaktisch Rückfälle verhindert werden können.

Dazu wurde eine umfassende Untersuchung durchgeführt, basierend auf einer großen Patientenzahl und einer dreijährigen Beobachtungszeit. Aus den Ergebnissen dieser Studie lassen sich wichtige Schlussfolgerungen ziehen: Patienten mit einem hohen Rückfallrisiko, d. h. mit einer Zyklusdauer von weniger als etwa drei bis fünf Jahren, profitieren von einer Langzeitbehandlung deutlich. Eine spezielle Psychotherapie, auch mit einer sehr niedrigen Konsultationsfrequenz, ist für diese Patienten eine empfehlenswerte Behandlungsalternative. Die Hinweise für mögliche additive Wirkungen legen die Empfehlung zur Kombinationsbehandlung nahe, vor allem dann, wenn ein Antidepressivum in einer reduzierten Form weiterverordnet werden muss.

Zusammengefasst können folgende Punkte als Entscheidungsgrundlage für die Therapie und Prophylaxe einer Depression dienen:

- Erfüllt eine Erkrankung die Kriterien einer Depression, ist die Indikation für eine spezielle antidepressive Therapie gegeben.
- Die Beurteilung des *Schweregrades* soll aufgrund des subjektiven Leidens und der funktionellen, sozial relevanten Beeinträchtigung erfolgen.
- Bei *mittelschweren und schweren Depressionen* sind Antidepressiva in adäquater Dosierung angesagt und die Anwendung spezieller psychotherapeutischer Methoden. Bei *leichten Depressionen* besteht für Arzt und Patient dagegen eine Wahl zwischen verschiedenen medikamentösen wie psychotherapeutischen Therapiemöglichkeiten, wobei sich auch die Einbeziehung einer wichtigen Bezugsperson empfiehlt.
- Die *Kombination* von medikamentöser und psychotherapeutischer Behandlung ist insofern wesentlich, als dadurch die Erfolgswahrscheinlichkeit erhöht wird. Zudem bestehen erste Hinweise für einen therapieüberdauernden prophylaktischen Schutz gegen erneute Depressionen durch spezielle Psychotherapiemethoden.
- Bei depressiven Patienten mit einem relativ *hohen Rückfallrisiko* (Zyklusdauer von unter drei bis fünf Jahren) sollte eine prophylaktische Weiterbehandlung mit Antidepressiva oder einer speziellen Psychotherapie wie IPT erwogen werden.

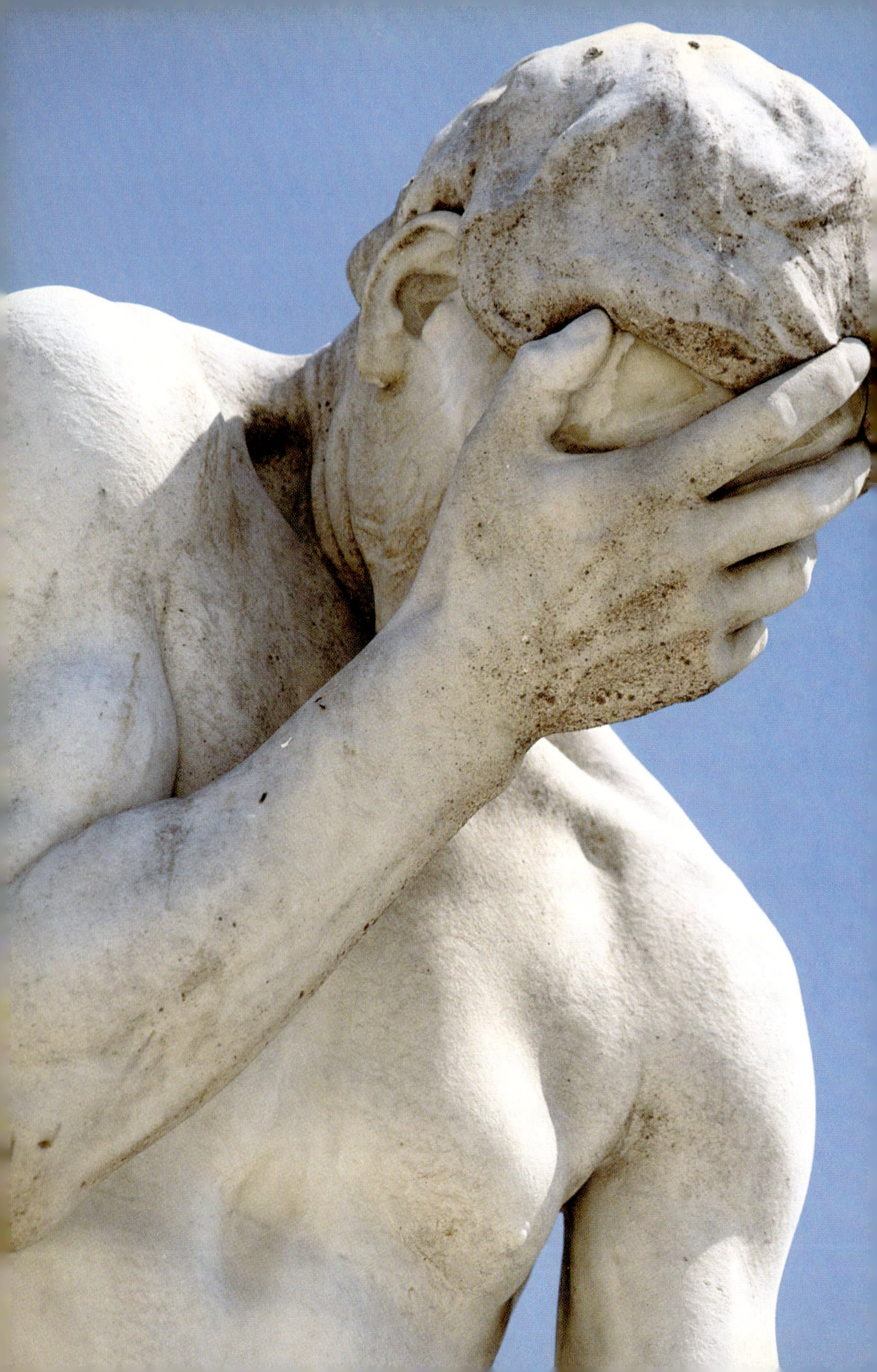

✓ Leben mit der Depression

Unsere Ausführungen in den vorangegangenen Kapiteln zeigen, dass die Depression ein seelisch-geistiger Zustand zwischen zwei verschiedenen Lebensverläufen ist. Die gute Nachricht: Dieser Zustand geht auf dem Weg aus der Depression ganz allmählich in einen neuen Bewusstseinszustand über – verbunden mit neuer Lebenskraft und Lebensbejahung. Schwester Liliane Juchli formuliert es daher sehr treffend, wenn sie in ihrem Buch „Bilder einer Depression – Leben mit den Kräften der Tiefe" schreibt: „Unter diesem Blickwinkel ist die Depression das äußere Zeichen eines inneren Prozesses, der von einem drängenden Hindurchgehen-Müssen geprägt ist. Das Hindurchgehen ist deshalb nie ein Weg zurück, sondern eine geistige Veränderung: das Erreichen einer neuen, lebensbejahenden Bewusstseinsstufe." Dieser Weg der Veränderung bzw. der Weg aus der Krise ist zwar nicht einfach, aber möglich. Dieses Kapitel soll dazu einige Impulse geben.

Neue Kraft finden

Carl Gustav Jung, dem Begründer der analytischen Psychologie, wird die Aussage zugeschrieben: „Die Depression ist gleich einer Dame in Schwarz. Tritt sie auf, so weise sie nicht zurück, sondern bitte sie als Gast zu Tisch und höre, was sie zu sagen hat."
Viele Krankheitsgeschichten belegen, dass Depressive ihre Krankheit nicht ausschließlich als störend und quälend empfinden. Die Erkrankung und der Prozess ihrer Überwindung

Sich selbst akzeptieren

Der Depressive muss – unterstützt von seiner Therapeutin/seinem Therapeuten – lernen zu verstehen, was ihn niederdrückt oder warum er sich kränkt. Ebenso muss er lernen, die damit zusammenhängenden negativen Gefühle – Aggressionen, Wut, Zorn, Hass – in sich wahrzunehmen, zuzulassen und zu bejahen. Sich selbst annehmen und damit Selbstbejahung zu praktizieren, heißt: die hellen und dunklen Seiten der Persönlichkeit annehmen.

versetzen sie in die Lage, über sich und ihr Leben intensiver nachzudenken. Diese Situation ist natürlich erst dann gegeben, wenn es den Betroffenen möglich ist, die eigenen Selbstheilungs- und Regenerationskräfte wieder zu mobilisieren (siehe Seite 85 ff.).

Der erste Schritt zum Gesunden aus eigener Kraft ist nicht leicht, aber mit der Unterstützung Ihres Therapeuten ist er möglich, nämlich den Mut und die Bereitschaft zu entwickeln, nicht mehr krank und depressiv sein zu wollen, sondern gesund und lebensfähig zu sein.

Körperliche Aktivitäten wie Spaziergänge, Rad fahren, Garten- und Hausarbeit, Schwimmen und andere mögliche Sportarten können Erleichterung bringen und die Stimmung aufhellen. Während der Versuch, nur noch an angenehme Dinge zu denken, oft nicht von den Sorgen abzulenken vermag, erweist sich körperliche Aktivität häufig als hilfreich. Da sich Depressive jedoch oft in ihrer Krankheit am liebs-

ten verkriechen möchten und kaum in der Lage sind, sich zu einer Betätigung aufzuraffen, kann es hilfreich sein, sich mindestens am Anfang für einen Spaziergang und später für sportliche Aktivitäten mit einer Freundin/einem Freund zu verabreden (siehe dazu auch Seite 73). Die Motivation durch einen vertrauten Menschen kann generell sehr wichtig sein. Sobald man sich zu einer körperlichen bzw. sportlichen Aktivität überwinden kann, hat der Betroffene neben Medikamenten und therapeutischen Gesprächen ein zusätzliches Instrument zur Bekämpfung der Depression. Körperliche Aktivitäten sollten allerdings maßvoll eingesetzt werden, kontinuierlich und regelmäßig und nicht mit übersteigerter Energie. Als eine von weiteren Hilfen zur Selbsthilfe (siehe auch Seite 85 ff.) sollte man jedoch nicht versuchen, damit eine medikamentöse und psychotherapeutische Behandlung zu ersetzen, sondern sie wie hier empfohlen als zusätzlichen hilfreichen Weg aus der Depression sehen.
Der zweite wesentliche Schritt besteht darin, erkannte übermäßige Belastungen möglichst auszuschalten und einen besseren, ausgeglicheneren Lebensrhythmus herzustellen. Wenn ersichtlich wird, dass eine übermäßige psychische Belastung – sei es beruflich, sei es privat – an der Auslösung einer Depression beteiligt ist, dann sollte man sich ernsthaft überlegen, wie diese Belastung erheblich reduziert oder ganz ausgeschaltet werden kann.
Im Beruf wie auch im Privatleben kann eine Belastung dann eine Depression auslösen, wenn sie die Form einer ständigen Überforderung annimmt und dadurch zu chronischem

Das helfende Gespräch mit dem Kranken

Nach Professor P. Kielholz, Basel, können folgende Kriterien den Genesungsprozess stützen:

1. *„Schale öffnen":*

- „Aktives" Zuhören, das bedeutet, die Aussagen des Kranken ernst nehmen
- Verständnis zeigen
- Fragen stellen, die das Gefühlsleben des Patienten ansprechen.

2. *Helfen, die Situation klar darzustellen und zu erkennen:*

- Fördern der „Auseinandersetzung mit sich selbst"
- Gegenfragen stellen, bis der Kranke selbst klar sieht
- Auf paradoxe Kommunikation achten.

3. *Lösungsmöglichkeiten suchen lassen:*

- Keine Ratschläge, keine Lösungsangebote von außen dem Kranken „überstülpen"
- Verschiedene Varianten suchen und gegeneinander abwägen lassen
- Konsequenzen überdenken lassen.

Stress ausartet, wenn die Belastung so anhaltend und umfassend den Menschen beeinflusst und beschäftigt, dass er ihretwegen in entscheidenden Lebensbedürfnissen zu kurz kommt. Zu einer guten Lebensqualität gehören Bestätigung, Anerkennung, Zuwendung, Geborgenheit, Zärtlichkeit, Sexualleben, Entspannung, Abwechslung und alles, das wir auf Dauer nicht entbehren sollten. Jeder, der sehr gut auf die Therapie einer Depression anspricht, sollte sich dennoch

Tipps für Freunde und Angehörige

- Man sollte als Freund oder Angehöriger für den Depressiven – so gut wie es geht – erreichbar sein, sich jedoch nicht übertrieben um ihn kümmern, sondern ihm auch seine Ruhe lassen.
- Man kann dem Erkrankten bestätigen, dass er es schwer hat, dass er aber mit Sicherheit wieder aus diesem Zustand herausfinden wird.
- Geht es einem Depressiven sehr schlecht, dann ist er zwar kaum in der Lage zu glauben, dass es ihm je wieder besser gehen wird, und dennoch kann diese Versicherung ihm gut tun. Man kann den Depressiven dazu anhalten, seine Medikamente regelmäßig einzunehmen und in die Therapie zu gehen, um sich dort besprechen zu können.
- Sobald der Kranke dann wieder in der Lage ist, sich körperlich zu betätigen, kann man ihn auf Spaziergängen oder bei sonstigen sportlichen Aktivitäten begleiten, weil solche Unternehmungen zu zweit leichter gehen.
- Besondere Aufmerksamkeit sollte man der Selbsttötungsgefährdung schenken und den Depressiven darum bitten, sich unbedingt mitteilen zu wollen, wenn er vor lauter Verzweiflung auf Gedanken kommt, dass er nicht mehr weiterleben könne. Am Leben zu bleiben hat absolute Priorität, da die Depression mit Sicherheit überwunden werden kann, selbst wenn der Depressive dies in der akuten Phase der Erkrankung nicht glauben kann.

überlegen, ob Arbeit und privates Umfeld im Wesentlichen stimmen oder ob für ein erfülltes Leben nicht etwas fehlt. Solche Zusammenhänge zwischen einer unbefriedigenden Lebensform und der Entstehung einer Depression sind nicht immer auf Anhieb erkennbar, weil eine bestimmte Lebensweise zunächst glückversprechend erscheinen mag, sie es mit wiederkehrenden Unzufriedenheiten und Spannungen aber doch nicht ist. Manchmal behindern auch nicht nur äußerliche Probleme unser Leben, sondern innere Hemmungen, auch unbewusste, die mit der Zeit zu Depressionen führen. Wenn wesentliche Bedürfnisse über längere Zeit nicht befriedigt werden, können krank machende innere Spannungen entstehen. Im Gespräch mit Freunden und Angehörigen, durch Lektüre von Büchern und ganz allgemein über die Auseinandersetzung mit dem Leben kann man wichtige Erkenntnisse gewinnen, die zu persönlicher Entfaltung, zu Problemlösungen und Weiterentwicklungen führen.

Das Leben meistern – Hilfen zur Selbsthilfe

Je mehr sich der Genesende bewusst wird, was ein gesundheitsorientiertes Leben für ihn persönlich bedeutet, desto mehr Zugang hat er zu seinen kreativen Kräften. Desto besser wird er auch seine Lebenserwartungen aktiv umsetzen können, und umso höher ist das ihm erreichbare Maß an Gesundheit. Umgekehrt hat der wenig entwickelte und infolgedessen auch weniger gesunde Mensch oft auch weni-

Ernährungsmängel beseitigen

In Untersuchungen zur Verknüpfung von Krankheitshäufungen und Ernährungsgewohnheiten wurde z. B. herausgefunden, dass ein Mangel an Omega-3-Fettsäuren zu erhöhtem Risiko einer depressiven Erkrankung führt.
Die im Vergleich mit anderen Ländern auffallend niedrigere Depressionsanfälligkeit der japanischen Bevölkerung wurde mit deren sehr hohem Fischkonsum und den darin enthaltenen Omega-3-Fettsäuren in Zusammenhang gebracht. Während der Schwangerschaft besteht ein erhöhter Bedarf an Omega-3-Fettsäuren, da der Fötus diese für seine neurologische Entwicklung benötigt. Eine ungenügende Omega-3-Fettsäureaufnahme verdoppelt gemäß einer amerikanischen Studie das Risiko für eine Depression während und nach der Schwangerschaft. Um kein Missverständnis aufkommen zu lassen: Omega-3-Fettsäuren minimieren das Risiko einer depressiven Erkrankung, haben jedoch keine therapeutische Wirkung im eigentlichen Sinn, können also nicht als Ersatz für Antidepressiva eingesetzt werden.

ger Zugang genau zu den Potenzialen, die ihm helfen und ihn fördern würden.
Das trifft in besonderem Maß für den Menschen in der Depression zu. Ein Depressiver hat wenig Zugang zu Werten wie Zugehörigkeit (Eingebundensein in ein größeres Ganzes), Beziehung zu einem Du (Mensch, Welt, höhere Macht, Gott) und Beziehung zu sich selbst (innere Motivationen

und Gefühle). Der Depressive leidet unter diesen Mängeln, ohne etwas daran ändern zu können. „Gesundheit ist eben nicht einfach nur Abwesenheit von Krankheit, nicht einmal deren Gegenteil", sagt der amerikanische Psychologe Abraham Maslow. Er erläutert dies so: „Es müssen auch die höchsten Fähigkeiten des Menschen ernst genommen werden ... und damit dies gelingt, dürfen wir eben nicht beim Kranken ansetzen." Daraus resultieren einige goldene Regeln für ein kleines Selbsthilfeprogramm:

Leben aus der inneren Kraftquelle

Haben Sie den Mut, nicht mehr so viel zu müssen. Wer aufhört, sich dauernd zu bemühen, und stattdessen mehr Muße und Nichtstun zulässt, braucht nicht mehr so viel Angst zu haben. Suchen Sie neue Möglichkeiten des Zugangs zu sich selbst: Schreiben Sie ein Tagebuch, malen oder zeichnen Sie, modellieren Sie mit Knetmasse oder Ton; nehmen Sie Ihre Träume ernst, lernen Sie eine einfache Entspannungsmethode. Sprechen Sie mit jemandem über die dabei gemachten Erfahrungen.

Selbstachtung lernen

Selbstachtung zu lernen ist vielleicht der Punkt, der am schwierigsten anzugehen ist. Gelingt dies aber, wird alles einfacher. Durchbrechen Sie die Gedankenmuster, nichts wert zu sein, und tun Sie stattdessen etwas Gutes für sich selbst, verwöhnen Sie sich auch einmal und gewöhnen Sie sich an Selbsteinreden (Affirmationen) wie „meine Bedürf-

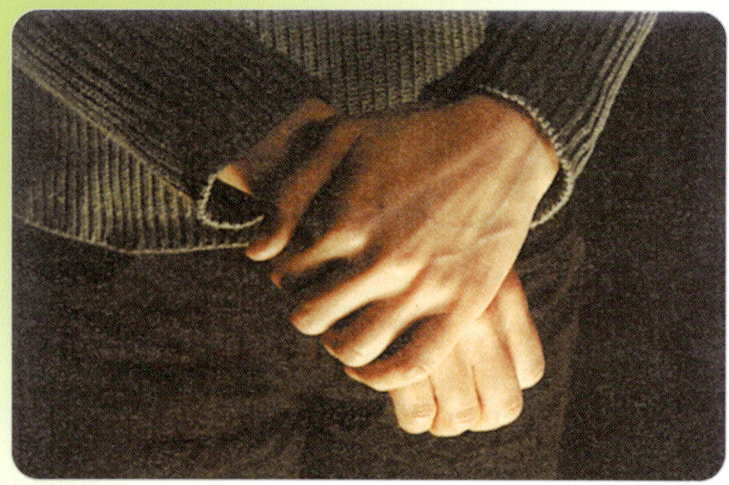

Forschung und Praxis belegen: Gläubige Menschen sind gegen Depressionen besser gefeit.

nisse sind wichtig". Achten Sie auf Ihre Reaktionen, wenn jemand Ihnen etwas Lobendes sagt. Sagen Sie nicht: „Das hätte besser sein können" oder Ähnliches, sondern sagen Sie einfach: „Danke schön, das tut mir gut".

Gefühle zulassen

Das ist einfacher gesagt als getan. Wahrscheinlich tragen Sie in sich sehr alte, vielleicht aus frühester Kindheit herrührende Reaktionsmuster, die Ihnen ständig einflüstern, dass Sie stark sein müssen, nicht fluchen und schon gar nicht aggressiv sein dürfen. Wer es lernt, Ärger, Schmerz und Wut nicht länger in sich „hineinzufressen", kann den Panzer lockern.

Isolation durchbrechen

Sie müssen nicht alles selbst und allein bewältigen können, auch nicht alles für sich behalten wollen. Sie brauchen einen Menschen, dem Sie sich anvertrauen können, jemanden, der Ihnen zuhört. Manchmal ist es besser, den Gesprächspartner außerhalb der Familie zu suchen. Entscheidend ist, dass Sie von diesem Menschen angenommen werden, wie Sie sind. Ganz besonders hilfreich ist es, jemanden zu finden, der selbst an einer Depression gelitten und sie bewältigt hat.

Eingefahrene Pfade verlassen – Neues ausprobieren

Bevor man etwas verändern kann, muss man wissen, was man verändern soll. Sie sollten also zuerst Ihre depressiven Denkmuster und irrationalen Vorstellungen entdecken. Man braucht Mut, um die eingefahrenen Pfade zu verlassen und Neues auszuprobieren. Lösungen findet man oft weniger mit dem Kopf. Dafür könnten Sie vielleicht anfangen, auf Ihre Träume zu achten.

Für den Körper etwas tun

Ergänzend gilt, was schon oben in Bezug auf körperliche Aktivitäten empfohlen wurde: Alles, was Ihnen hilft, aus der Lethargie herauszukommen und Ihnen gut tut, ist gut – Spaziergänge, Laufen, Rad fahren, Schwimmen, Gymnastik, Konditionstraining, Gartenarbeit. Auch Praktiken wie Eutonie, Atemarbeit, Bioenergetik können viel bewirken. Es empfiehlt sich, vor einer Entscheidung für eine bestimmte körperliche Aktivität sich mit dem Arzt zu beraten.

Betroffene haben sicher unter diesen sechs goldenen Regeln Anregungen für einen besseren bzw. gesünderen Weg gefunden. Sie müssen nur noch festlegen, was nun tatsächlich in Angriff genommen werden sollte. Auf der Seite 92 finden Sie einige Empfehlungen, wie Sie vorgehen können.
Wir wünschen Ihnen Ausdauer, Mut und Tapferkeit, denn ohne diese „Hilfsmittel" geht es nicht.

Zusammenfassung

Wir haben in unseren Ausführungen immer darauf hingewiesen, dass Depressionen keine geheimnisvollen Krankheiten sind, die uns plötzlich überfallen. Wir schaffen diese Krankheit selbst, und so wie wir sie schaffen, können wir sie auch wieder abschaffen. Doch wie das „Anschaffen" seine Zeit braucht, so erfordert auch das „Abschaffen", der Genesungsprozess, seine Zeit.
Die Krankheit ist möglicherweise jahrelang ignoriert worden, bis die Depression zum vollen Ausbruch kam. All das, was über viele Jahre hinweg bis zu diesem Ausbruch geführt hat, kann nicht von heute auf morgen aus dem Weg geräumt werden. Je mehr Belastendes sich angesammelt hat, desto schwerer ist die Depression und desto langwieriger der Genesungsprozess.

Ständige Grübeleien führen zu keinem Ergebnis, sondern in die Isolation und Depression.

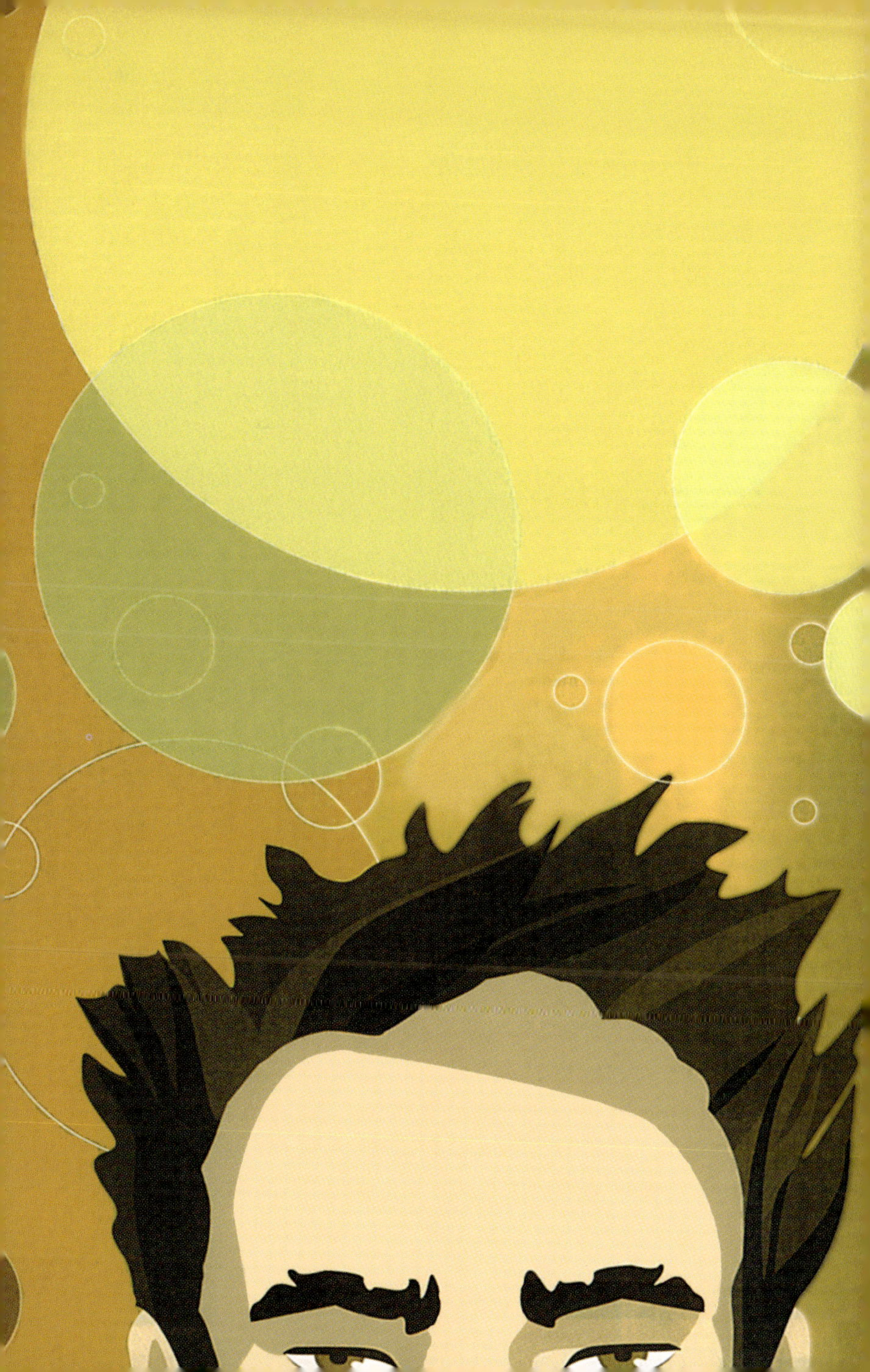

Empfehlungen für einen Selbsthilfeplan

- Erstellen Sie einen kleinen Selbsthilfeplan. Welche Ziele möchten Sie wann und wie erreicht haben?
- Legen Sie einen Überprüfungstermin fest, z. B. in zwei oder drei Wochen, denn Sie sollten Ihre Fortschritte auch erkennen und bewusst wahrnehmen. Suchen Sie jemanden, mit dem Sie über Ihre Erfahrungen ungezwungen sprechen können.
- Belohnen Sie sich selbst – schon für den kleinsten Fortschritt. Gönnen Sie sich etwas Gutes oder Schönes. Bei Misserfolgen sollten Sie versuchen, dennoch gelassen zu bleiben und einen weiteren Versuch starten.
- Nehmen Sie Schritt für Schritt die nächste Wegstrecke in Angriff und denken Sie dabei an die Lebensweisheit: Der Weg nach Rom ist weit und dauert lang. Der erste Kilometer ist der erste Kilometer, und das Wichtigste des ersten Kilometers ist der erste Schritt. Entscheidend ist, diesen ersten Schritt nach vorn zu tun – und sei er noch so klein!

Liegt eine schwere Depression vor, ist professionelle Hilfe dringend geboten.

Medikamente können zwar keine Heilung im engeren Sinn bewirken, denn eine Depression lässt sich nicht durch ein Antidepressivum wie Bakterien durch ein Antibiotikum abtöten. Medikamente erleichtern aber die Bewältigung der Depression, indem sie eine so genannte „Aufhellung" der

Depression im Alter

Eine Depression im Alter wird oft irrtümlich als Demenz gesehen. Dieser Irrtum ist häufiger geworden, seit die Altersdemenzen und dabei vor allem die Alzheimerkrankheit verstärkt in den Medien und in der Öffentlichkeit thematisiert werden. Der Fehler kann allerdings auch durch die Klagen des Patienten entstehen, wenn der Depressive seine Störungen des Denkens und des Gedächtnisses besonders hervorhebt. Diese depressive Hemmung von Denken und Gedächtnis kann der Facharzt für Psychiatrie jedoch von einer Demenz unterscheiden. Im höheren Lebensalter können allerdings Depression und Demenz zugleich auftreten. Eine Depression kann der Demenz vorausgehen. Umgekehrt kann der dement gewordene alte Mensch depressiv erkranken. Auch in dieser Situation muss der Facharzt die Diagnose stellen und die Therapie leiten.

Bei Depressionen im Alter sind körperliche und seelische Störungen zugleich zu beachten. Entsprechend differenziert und sorgfältig muss die Behandlung geplant werden.

Grundstimmung bewirken. Ihre Bedeutung für die Behandlung einer Depression lässt sich am besten mit dem Bild von „Krücken" charakterisieren: Sie erleichtern die Krankheit, ähnlich wie Krücken bei einem Beinbruch das Gehen erleichtern und geben dem Organismus Zeit, die Selbstheilungs- und Regenerationskräfte zu mobilisieren. Krücken sind aber keine Dauerlösung.

Nach einer bestimmten Zeit muss der Kranke wieder ohne diese Hilfsmittel auskommen. Bis es so weit ist, braucht der Depressive selbstverständlich Hilfe, medikamentöse wie psychotherapeutische, und zwar so lange, bis er wieder in der Lage ist, das Steuer für sein Leben selbst in die Hand zu nehmen. Das tritt dann ein, wenn die Selbstheilungskräfte wieder zur Verfügung stehen und der Betroffene die Fähigkeit wiedergefunden hat, mit ihnen zu arbeiten.

Wie Betroffene die Therapie am besten unterstützen können

Wo Selbsthilfe nicht mehr oder noch nicht möglich ist, auch nicht mit der Unterstützung von Angehörigen und Freunden, ist professionelle Hilfe der einzige Weg aus der Sackgasse. Dabei ist Folgendes zu beachten:

- Behalten Sie den Kontakt zu Ihrem Therapeuten. Lassen Sie diesen Faden unter keinen Umständen abreißen!
- Behalten Sie die Kontrolle über die Medikamente. Lassen Sie sich nicht zum falschen „Griff nach der Pille" verleiten.
- Behalten Sie auch im Fall der Therapie in einer Klinik die Übersicht über die stationäre Behandlung. Das heißt vor allem: Lassen Sie sich nicht vom „Sog des Rückzugs" leiten.

Es gibt heute so genannte Psychiatrie-Stützpunkte und psychosomatische Abteilungen in Akutkrankenhäusern sowie sozialpsychiatrische Einrichtungen. Wer bereits einen Klinikaufenthalt hinter sich hat, wird weniger geängstigt sein von Klischeevorstellungen, denn sie/er hat schon eigene Erfahrungen gemacht.

Wenn stationäre Therapie erforderlich wird

Eine solche Therapie kann angezeigt sein

- zur Intensivierung einer Antidepressions-Therapie, z. B. mithilfe von Infusionen;
- zur Ausschöpfung umfassenderer Therapieangebote, die nur die Klinik bieten kann;
- zur Krisenintervention bei Selbsttötungsrisiko oder zum Auffangen einer akuten Gefährdung wie Medikamentenvergiftung.

Nach der Entlassung aus der stationären Therapie kann es dennoch schwer sein, mit dem Etikett oder dem Stigma, ein „psychiatrischer Fall" gewesen zu sein, fertig zu werden. Ressentiments und Angst gegenüber allem, was mit Psychiatrie zu tun hat, sind leider noch sehr verbreitet. Nach einem Klinikaufenthalt begegnen einem Betroffenen möglicherweise viele Mitmenschen unsicher und gehemmt. Man spricht zwar nicht darüber, denkt aber darüber. Hier gibt es nur einen Weg: Der Betroffene muss sein Schicksal in die eigene Hand nehmen. Diskussionen und Erklärungen nützen nicht, um Vorurteile zu beseitigen. Doch diese verschwinden von selbst, wenn der Betroffene durch sein Ja zum Leben und seine wiedergewonnene Selbstachtung den lebendigen Beweis dafür abgibt, dass die Depression für ihn ein zwar schwerer, aber sinnvoller Weg war, durch den er gelernt hat,

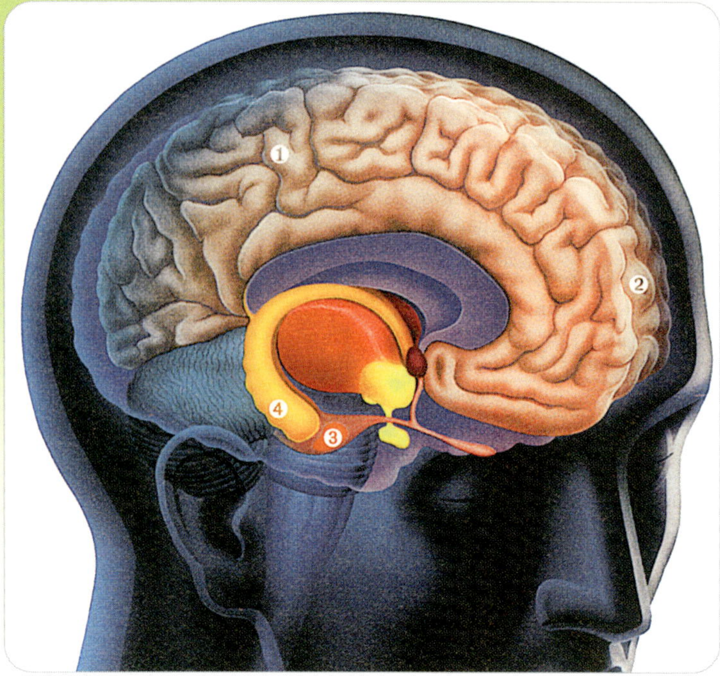

Emotionale Schaltstellen im Gehirn:

1 Somatosensorischer Cortex: Endstation der Sinneseindrücke

2 Stirnhirn: Tor zum Bewusstsein

3 Amygdala: Steuerzentrale der Emotionen, unbewusste Erinnerungen

4 Hippocampus: Bewusste Erinnerungen

bisherige Fehler nicht zu wiederholen, und durch die Überwindung der Krankheit gewachsen ist.

Niemand sollte übersehen – in unserer Gesellschaft ist das leider keine Selbstverständlichkeit –, dass krank werden und krank sein grundsätzlich keine Schande sind.

Reifeprozess

Die Psychotherapeutin Dorothy Rowe schreibt in ihrem Buch „Ich entscheide mich für das Leben":

„Man merkt, dass man sich in einem Prozess der Erleuchtung befindet, der sich endlos fortsetzt – bis zu dem Tag, an dem man stirbt. Irgendwann im Verlauf dieses Prozesses spürt man, dass man sich verändert hat, dass man anders geworden ist." –

- Deshalb begegnet uns der Kranke nach der Überwindung seiner Depression als neuer Mensch mit einem anderen Bewusstsein als vorher.
- Dieser neue Mensch erfährt etwas, was er sich in seinen kühnsten Gedanken nicht hätte vorstellen können, schon gar nicht während der „dunklen Nacht der Depression".
- Er ist in seiner Seele gereift.

Kein Mensch muss sich deshalb einer Depression wegen schämen, auch nicht seiner Schwäche wegen. Gesund werden ist zwar nicht leicht, aber möglich, und es vollzieht sich letzen Endes und vor allem auf Dauer immer außerhalb der Klinik.

Für diesen Weg geben wir abschließend eine Reihe von Antworten auf Fragen, die häufig im Zusammenhang mit dem Erkennen der Krankheit sowie ihrer erfolgreichen Behandlung gestellt werden. Sie runden die Darstellung einer Krankheit mit vielen Gesichtern ab und geben Hilfe zur Selbsthilfe.

FAQS – die häufigsten Fragen zu Depressionen

In diesem Abschnitt des letzten Kapitels unseres Buches wollen wir Betroffenen wie Angehörigen Mut machen, eine Depression nicht in erster Linie als etwas Hoffnungsloses oder als unabänderliches Schicksal zu begreifen, sondern die vielfältigen Hilfsmöglichkeiten zu nutzen. Das setzt voraus, die wesentlichen Faktoren und Merkmale einer so komplizierten psychischen Störung wie die der Depression zu kennen.

Warum ist die Depression eine so komplizierte Störung?
Die Depression ist deshalb eine komplizierte Störung, weil sie so viele verschiedene Aspekte eines Menschenlebens auf negative Weise beinträchtigen kann. So kann eine Depression die körperliche Gesundheit eines Menschen bspw. durch Schlafstörungen, Libidoverlust, verminderten Appetit seine Motivation und Konzentration, seine Beziehung zu anderen Menschen oder seine berufliche Leistung beeinträchtigen und zu einer insgesamt negativen Lebenseinstellung führen. Aufgrund einer Depression kann das Leben eines Menschen freudlos und beschwerlich werden. Menschen, die unter Depressionen leiden, fühlen sich oft hilflos und sehen keine Hoffnung, dass sich ihr Zustand jemals bessern wird. Ein guter Therapeut, eine gute Portion Geduld und die Mobilisierung der Selbstheilungskräfte tragen jedoch wesentlich dazu bei, eine Depression dauerhaft zu überwinden.

Ist eine Depression durch besonders häufige Symptome gekennzeichnet?
Die häufigsten Symptome einer Depression sind Schlaflosigkeit, Müdigkeit, Gefühle der Hoffnungslosigkeit, Zukunftsangst, Hilflosigkeit, Traurigkeit, Konzentrationsschwächen und Antriebsschwäche sowie Gedanken an Tod und / oder Selbstmord. Viele Menschen mit einer Depression zeigen bestimmte Symptome wie Schlafstörungen oder Appetitverlust überhaupt nicht oder nur sehr schwach ausgeprägt. Die Symptome einer Depression können individuell ziemlich verschieden sein. Das Entscheidende ist die Frage, wie der Betroffene zu sich selbst und zu seiner Lebensqualität steht.

Welche Rolle spielen die Symptome für die Behandlung?
Die Symptome einer Depression spielen insofern eine wesentliche Rolle, als sie ein spezifisches Behandlungsverfahren nahe legen können. So bietet z. B. der Gebrauch von Medikamenten, die angstdämpfend oder schlaffördernd wirken und zugleich die depressive Störung lindern, ein breiteres Behandlungsspektrum, als wenn die Symptome der Depression nicht mitbehandelt würden. Ebenso bietet eine Psychotherapie, die im Patienten nicht nur die Fähigkeit wecken kann, zwischenmenschliche Beziehungen zu verbessern und Probleme zu bewältigen, sondern ihm auch die Fähigkeit zur Entspannung und Konzentration gibt, eine umfassendere Behandlung, als wenn die Symptome der Depression ignoriert würden.

Welche organischen Beschwerden können mit einer Depression verbunden sein?

Es gibt viele Erkrankungen und Leiden, die eine Depression verursachen oder verschlimmern können. Zu den am häufigsten vorkommenden Krankheiten zählen Aids, Anämie, Krebs, Herzinsuffizienz, Diabetes, infektiöse Hepatitis, Fehlernährung, Multiple Sklerose, Rheuma und Schilddrüsenerkrankungen. Die Tatsache, dass so viele organische und körperliche Leiden mit einer Depression verbunden sein können, ist der Grund dafür, weshalb die Fachärzte in der Regel mit einer gründlichen körperlichen Untersuchung beginnen, um den diagnostischen und therapeutischen Prozess in Gang zu setzen.

Kann Alkohol- und / oder Drogenkonsum eine Depression verursachen oder komplizieren?

Ja. Alkohol ist für Menschen, die depressiv sind oder zur Depression neigen, ein denkbar schlechtes Mittel. Auf seinen Konsum sollte daher gänzlich verzichtet werden. Auch Drogen stellen ein enormes Risiko dar, weil ihre Substanzen nicht nur das Potenzial haben, bleibende physische Schädigungen zu verursachen, sondern auch das Potenzial, psychische Schädigungen hervorzurufen. Drogen mindern die Fähigkeit zur Problembewältigung und verstärken die Flucht vor der Wirklichkeit, sodass der Betroffene sich nicht mit seinen Gefühlen, z. B. seiner Angst oder mit anderen Problemen, auseinander setzen muss. Er wird zum Opfer seiner Sucht, die ihn zunehmend entmündigt. Alkohol- oder

Drogenkonsum sind daher der falsche Weg, der die Situation zwangsläufig verschlimmert. Wenn Sie selbst oder ihre Angehörigen oder Freunde Drogen nehmen oder Alkoholprobleme haben, kann das ein Zeichen einer Depression sein und sollte in einer Therapie vorrangig thematisiert werden. Wenn Alkohol zum Problem wird, ist Alkohol häufig bei Depressionen das Problem. Ähnliches gilt für Drogen.

Wer wird depressiv?

Jeder von uns hat das Potenzial in sich, von Depression befallen zu werden. Eine Depression kann jeden Menschen auf der Welt heimsuchen. Ob dieser Fall eintritt, hängt ab von den kompletten Wechselwirkungen zwischen biologischen Anfälligkeiten, umweltbezogenen, sozialen Bedingungen und von der individuellen psychischen Struktur. Die Möglichkeit, von Lebensereignissen und / oder unserer eigenen unvollkommenen mentalen und physischen Ausstattung überwältigt werden, ist jederzeit gegeben.

Wie findet man eine gute Therapeutin / einen guten Therapeuten?

Sie sollten sich an jemanden wenden, der akademisch gut ausgebildet ist, der als vertrauenswürdiger Mensch eine bejahende Lebenseinstellung und viel Einfühlungsvermögen hat, der umfassende Erfahrungen in der Behandlung von Depressionen hat, der auf dem neuesten Stand der Forschung ist, der einen guten Ruf als Psychotherapeut(in) hat und der Ihnen eine kontinuierliche Behandlung anbieten kann.

Weitere Informationen

Glossar

Abusus: Missbrauch; am bekanntesten Alkohol- und Medikamentenmissbrauch.

Affektive Störung: Eine Störung, die durch erhebliche Beeinträchtigungen der Stimmung wie bei der *Major Depression* (siehe dort) und bei *Bipolarer Störung* (siehe dort) gekennzeichnet ist.

Affektkrämpfe: Durch Gemütsbewegungen hervorgerufene Lach-, Schrei- und Weinkrämpfe.

Ängstliche Stimmung: Die ängstliche Stimmung Depressiver ist durch Sorgen oder durch Erwartung des Schlimmsten gekennzeichnet. Meistens steigt die Angst grundlos auf und verursacht ein Gefühl innerer Spannung, verbunden mit einem Gefühl von Unruhe, Rastlosigkeit oder der Unfähigkeit, sich zu entspannen.

Antidepressivum: Medikament, das zur Behandlung von Depressionen verwendet wird.

Bipolare Störung: Episoden der Manie (siehe dort) und der Depression treten in unregelmäßigen Zeitabständen auf. Die sehr starken Stimmungsschwankungen (im Volksmund „Himmelhoch jauchzend – zu Tode betrübt") belasten die Kranken und ihr Umfeld erheblich. Die Ursache der bipolaren Störung (auch als *manisch-depressives Verhalten* bezeichnet) ist eine Störung des Stoffwechsels im Gehirn. Psychosoziale Faktoren wie chronischer Stress oder der Tod des Lebenspartners können den Ausbruch einer bipolaren Störung begünstigen.

Chronische Krankheit: Im Gegensatz zu einer akuten Erkrankung eine langdauernde Krankheit.

Computertomografie: Bildgebendes diagnostisches Verfahren, mit dessen Hilfe man verschiedene Anomalien im Körper erkennen kann. Auf Computertomogrammen des Gehirns sind manchmal Anomalien zu erkennen, die bestimmte psychische Probleme wie eine Depression verursachen können.

Dysthyme Störung: Chronische depressive Störung.

Energieverlust: Depressive klagen in der Regel über Energieverlust. All das, was üblicherweise mühelos bewältigt werden kann, ist für Menschen, die an einer Depression erkrankt sind, mit großen Anstrengungen verbunden. Alles geht langsamer und schwerfälliger, weil den Betroffenen Energie und Antrieb fehlen.

Gruppentherapie: Therapiesitzung, die mit mehreren Patienten gleichzeitig durchgeführt wird. Die wechselseitigen Reaktionen der Teilnehmer im Gespräch – *Interaktion* und *Gruppendynamik* – werden Bestandteil des therapeutischen Prozesses.

Interessenverlust: Depressive klagen häufig über den Verlust von Interesse an ihrer Umwelt, an lieb gewordenen Beschäftigungen und auch an der eigenen Person.

Interpsychischer Konflikt: Widerstreit entgegengesetzter Wünsche, Gedanken und Begierden im eigenen Inneren.

Kognitive Therapie: Form der Verhaltentherapie, die falsche Bewältigungsstrategien durch richtige zu ersetzen sucht. Der Schwerpunkt liegt auf einer Veränderung falscher Denkweisen, die Probleme verursachen.

Konzentrationsstörungen: Diese Symptome können bei Depressiven so stark ausgeprägt sein, dass die Betroffenen oft nicht in der Lage sind, einfachste Dinge zu erledigen.

Major Depression: Akute schwere depressive Episode.

Manie: Ausdrucksform der *Affektiven Störung* (siehe dort), gekennzeichnet durch Euphorie, Erregung, Rededrang und Überaktivität. Dieses manische Verhalten ist ein Hauptmerkmal der *Bipolaren Störung* (siehe dort).

Manisch-depressives Verhalten: Siehe *Bipolare Störung*.

Minderwertigkeitsgefühle: Typische Symptome depressiver Störungen. Die Betroffenen fühlen sich nutzlos, meinen alles falsch gemacht und ihre Lebensziele verfehlt zu haben, einen schlechten Charakter zu besitzen und Strafe zu verdienen. Selbstabwertung, Schuld- und Versündigungsgefühle können wahnhafte Ausmaße annehmen.

Neurose: Älterer diagnostischer Begriff für die Form einer psychischen Störung.

Neurotransmitter: Chemische Substanzen, die von den Nervenzellen erzeugt werden, in der Kommunikation innerhalb des Nervensystems eine Rolle spielen und wie z. B. Dopamin wesentlich zur Steuerung von Stimmungen und Emotionen beitragen.

Psychosomatische Erkrankung: Erkrankung, deren körperliche Symptome das Ergebnis psychischer Faktoren sind.

Psychotische Symptome: Wie bei der *Manie* (siehe dort) kann der Kranke auch bei schweren Depressionen psychotische Symptome zeigen. Die auftretenden Wahnideen oder Halluzinationen sind häufig mit der depressiven Stimmung verbunden. Schuld- und Minderwertigkeitsgefühle, krankhafte Verarmungsideen können einen so übermächtigen Überzeugungscharakter gewinnen, dass die Patienten jeden Bezug zur Realität verlieren.

Schlafstörungen: Ein und Durchschlafstörungen treten bei Depressiven häufig auf. Auch das frühe Erwachen ist ein charakteristisches Symptom der Depression.

Sucht: Dieser ältere Begriff, den die Fachleute inzwischen durch den Begriff „Abhängigkeit" ersetzt haben, bezeichnet die Unfähigkeit, z. B.

den Konsum von Alkohol und / oder Drogen aufzugeben, ohne Beschwerden zu erleiden.

Suizidalität: Selbsttötungsgedanken und -verhalten. Hoffnungslosigkeit, Pessimismus, Selbstabwertung und *psychotische Symptome* (siehe dort) sind Depressionssymptome, die suizidales Verhalten begünstigen können. Suizidale Äußerungen sollten bei Depressiven nie verharmlost werden, professionelle Hilfe ist dringend geboten.

Syndrom: Dieser Begriff bezeichnet eine Gruppe von Symptomen, die zusammen eine bestimmte Störung kennzeichnen.

Hilfreiche Internetadressen

Deutschland

www.depression.de

www.depressions-sprechstunde.de

www.depressionen-verstehen.de

Österreich

www.depression.at

www.depression.com

Schweiz

www.depression.ch

www.depression.unizh.ch

Weiterführende Literatur

Batra, Anil / Buchkremer, Gerhard (Hrsg.): Die therapeutische Vielfalt in der Depressionsbehandlung, Berlin / Heidelberg 2001

Gastpar, Markus / Walter E. Müller (Hrsg.): Depressionen. Versorgungsstrukturen und Behandlungsperspektiven, Berlin / Heidelberg 2002

Hansch, Dietmar: Erste Hilfe für die Psyche. Selbsthilfe und Psychotherapie. Die wichtigsten Therapieformen. Fallbeispiele und Lösungsansätze, Berlin / Heidelberg 2003

Juchli, Liliane: Bilder einer Depression. Leben mit den Kräften der Tiefe, Stuttgart 1987

Niklewski, Günter / Riecke-Niklewski, Rose: Depressionen überwinden, Berlin 2004

Nuber, Ursula: Depression – Die verkannte Krankheit. Wissen, behandeln, mit der Krankheit leben, Zürich 2000

Rüffer, Anne (Hrsg.): Mittendrin und nicht dabei. Mit Depressionen leben lernen, Zürich 1999

Schmidt-Traub, Sigrun / Lex, Tina-Patricia: Angst und Depression, Göttingen 2005

Stoppe, Gabriela / Bramesfeld, Anke / Schwartz, Friedrich-Wilhelm (Hrsg.): Volkskrankheit Depression? Bestandsaufnahme und Perspektiven, Berlin / Heidelberg 2006

Tolle, Rainer: Depressionen. Erkennen und behandeln, München 2000

Volk, Stephan A. / Travers, Heinz Werner / Neubig, Herbert: Depressive Störungen. Diagnostik, Ursachen, Psycho- und Pharmakotherapie, Stuttgart 1998

Wolfersdorf, Manfred: Depressionen verstehen und bewältigen, Berlin/ Heidelberg 2002

Register

Die Autoren
Dr. med. Hanne Hirsch ist Fachärztin für Allgemeinmedizin und Psychotherapie mit eigener Praxis. Seit einigen Jahren arbeitet sie schwerpunktmäßig als Psychotherapeutin.
Hermann Scharnagl ist Verlagsfachmann, freiberuflicher Buchproduzent sowie Autor von Sachbüchern und Ratgebern.

Bildnachweis
Agentur Focus: 39; AMS-Archiv: 11, 21, 16/17, 48/49, 78/79; Corbis: 15, 63; Getty Images: 4, 32, 59, 91; Peter Kahrl: 88; Klaus Linke: 96; Musée d'Orsay: 44; Staatliche Museen zu Berlin/Nationalgalerie: 54/55

Impressum

Hinweis
Die Ratschläge/Informationen in diesem Buch sind von den Autoren und vom Verlag sorgfältig erwogen und geprüft, dennoch kann eine Garantie nicht übernommen werden. Eine Haftung der Autoren bzw. des Verlags und seiner Beauftragten für Personen-, Sach- und Vermögensschäden ist ausgeschlossen.

Projektleitung
Sabine Gnan
Gesamtproducing und Redaktion
AMS Autoren- und Medienservice, Reute
Layout
Christian Weiß, München
Herstellung
Reinhard Soll
Umschlaggestaltung und Konzeption
R.M.E Eschlbeck / Kreuzer / Botzenhardt
Druck und Verarbeitung
Těšínská tiskárna, a.s, Český Těšín
Printed in the Czech Republic
Gedruckt auf chlor- und säurearmem Papier

ISBN-10: 3-517-08247-3
ISBN-13: 978-3-517-08247-9
9817 2635 4453 6271